名老中医段海辰
临床经验荟萃

张秀梅　徐进杰　郭迎树　主编

全国百佳图书出版单位
中国中医药出版社
·北京·

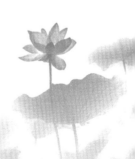

图书在版编目（CIP）数据

名老中医段海辰临床经验荟萃 / 张秀梅，徐进杰，
郭迎树主编 . -- 北京 : 中国中医药出版社，2024. 12.
ISBN 978 - 7- 5132 - 8913 - 9

Ⅰ . R249.7

中国国家版本馆 CIP 数据核字第 20244H8J73 号

中国中医药出版社出版

北京经济技术开发区科创十三街 31 号院二区 8 号楼
邮政编码　100176
传真　010-64405721
廊坊市祥丰印刷有限公司印刷
各地新华书店经销

开本 880×1230　1/32　印张 4.75　字数 128 千字
2024 年 12 月第 1 版　2024 年 12 月第 1 次印刷
书号　ISBN 978 - 7 - 5132 - 8913- 9

定价　49.00 元
网址　www.cptcm.com

服 务 热 线　010-64405510
购 书 热 线　010-89535836
维 权 打 假　010-64405753

微信服务号　zgzyycbs
微商城网址　https://kdt.im/LIdUGr
官 方 微 博　http://e.weibo.com/cptcm
天猫旗舰店网址　https://zgzyycbs.tmall.com

如有印装质量问题请与本社出版部联系（010-64405510）

编委会

前　言

在中医学的浩瀚星河中，名老中医的临床经验和学术思想宛若璀璨的星辰，引领着后学者探索医学的深邃与奥秘。本书的编纂，正是对这些宝贵经验的一次精心梳理与传承。

"博极医源，精勤不倦。"段海辰教授以其五十载的临床教学与科研实践，积累了丰富的临床经验。他不仅在中医内科领域造诣深厚，更以独到的治疗理念和精湛的医术，赢得了患者的信任与同行的尊敬。其中，段教授提出的"治痰从三脏，理痰用四法"，不仅是对中医理论的继承，更是对其的创新与发展。本书还对段教授的临床用药规律进行了数据统计分析，我们得以一窥其用药的精妙与规律性。

在编写本书的过程中，我们深刻感受到了段教授对中医事业的热爱与执着，以及他对后学的殷切期望。其毕生致力于中医事业的研究，融各家之长，师古而不泥古，对患者关爱和气、耐心细致，对后学谆谆教诲，百问不厌，得到了患者的称赞和后学的爱戴。

本书的出版，旨在为中医从业者提供一部理论与实践相结合的临床参考书。书中所载的每一个案例，都经过段教授亲自审阅与认可，确保了其真实性和可靠性。本书对段教授临床经验的深入分析，不仅有助于提高临床医生的诊疗水平，也为中医学术研究提供了丰富的素材。

在此，我们对参与编写本书的编委会成员表示衷心的感谢，他们的辛勤工作使得段教授的临床经验得以系统化、条理化。同时，我们也期待本书能够激发更多中医学者的研究兴趣，共同推动中医学的发展与创新。

最后，我们诚挚地希望本书能够成为中医临床医生、研究人员以及广大中医爱好者的"良师益友"，为传承和发展中医学贡献一份力量。

《名老中医段海辰临床经验荟萃》编委会
2024 年 9 月
于河南中医药大学第一附属医院

段海辰简介

段海辰系河南中医药大学第一附属医院主任医师、教授，从事内科临床教学、科研工作50余年，临床经验丰富。段海辰于1959年由高考统招考入河南省卫生厅主办的中医学徒班，经过5年系统的中医理论知识学习，1964年毕业后又赴河南中医药大学主治医师进修班深造，奠定了扎实的理论基础。工作后，他先后师承名医胡蔚然、谢裕东两位先生学习，中医临床经验丰富。1993年晋升为河南中医药大学第一附属医院主任医师。近50年来，他一直坚持从事临床、教学、科研工作，年近八十仍坚持每周6个半天的门诊诊疗及带教工作。段海辰治学态度严谨，勤学不息，高龄之年仍坚持每日研读经典，了解现代医学进展；不仅对自己严格要求，也常告诫后学：中医学浩如烟海，精华之作汗牛充栋，或见于整部书，或散见于各篇章中，必须持之以恒，勤奋苦读，仔细研读，见微知著，才能领会中医的真髓，为临床奠定坚实的基础。《黄帝内经》和《伤寒杂病论》等属于中医学经典之作，不仅要熟读，而且要熟记背诵，才能熟练指导临床。段海辰临床辨证用药，宗古而不泥古，善于变通"经方"，或取其方义组方合方，治疗多种内科疑难杂病，疗效显著。作为学者，段海辰主编和参编的医学著作有50余部，参与课题科研设计并获奖多项。

目　录

第一章
段海辰学术思想及临证特点

第一节　段海辰学术思想形成过程

一、源于经典

段海辰系统学习了中医经典理论，凭借着对中医的热爱，刻苦阅读了大量经典著作。他深入研究了《黄帝内经》《伤寒论》《金匮要略》《温病条辨》《丹溪心法》等，对于中医经典著作不仅能熟背条文，而且能深刻理解和应用，善于将中医经典理论与临床实践相结合，将众多经典医家的学术思想融入临床实践，或守原方治之，或根据病症灵活变通，或据临床经验自拟方，都能取得很好的治疗效果。他重视《黄帝内经》(简称《内经》)，强调治病要以调理阴阳为纲，以此为治疗疾病的大法，明辨细分，梳理阴阳偏颇，颇能起疑难沉疴。尤其推崇朱丹溪、张景岳注重痰致病的思想。张景岳言："饮唯停积肠胃，而痰则无处不到。水谷不化而停为饮者，其病全由脾胃；无处不到而化为痰者，凡五脏之伤，皆能致之。"丹溪言"百病中多有兼痰者"，朱震亨治病，以痰为重，认为诸病多因痰而生，"风痰多见奇证"，痰之为病，随气升降，无处不到，立法选药重在"实脾土，燥脾湿""是治其本也"。脾的功能正常，则升清降浊有司，水湿得运，津液输布正常，痰无以生。段海辰宗前人之法，认为痰在现代人的疾病形成中也起着重要的作用。

二、师承于名家

段海辰除崇尚经典外，又深得名师指点，先后师承名医胡蔚

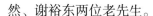

然、谢裕东两位老先生。

谢裕东先生原名谢震（1905—1984），字裕东，出身中医世家。在他幼年时，祖父和父亲在当地行医已很有威望，谢裕东幼年即跟随父辈学习。在先天良好的家庭环境影响下，耳濡目染的谢裕东在幼年即决心秉承父辈的意愿从事中医事业，在近五十年的从医生涯中，谢裕东勤勉不辍，临证无数，声名乡邻，在内科病、妇科病的治疗方面尤为擅长，著述颇丰，先后编写了《伤寒论经文方义集解》《常见病多发病验方集锦》《中西医结合治疗乙型肝炎》《麻疹治疗简介》《对于六经辨证之研究》《阳黄》《略谈祖国医学的成长和成就》等，在书中详论了其对内科病、妇科病丰富的临证经验。他不仅医技精湛，而且医德高尚，曾把个人心得书赠与中医科全体同志："待病人如亲人，党的号召要记心，态度和蔼，言语谦逊，未曾服药，病轻三分。医家切忌，横眉冷眼，言语粗暴，生硬简单，即使服药，恙难告愈。救死扶伤，医家本德，体贴入微，将心比心，干部群众，一视同仁。紧急病号，优先诊断，服务不周，请提意见。"得到当时卫生厅的认可和重视，在当时医界作为医生行医准则被广为传诵，谢裕东的医学文章亦被中医院校教材引用。

已故名老中医胡蔚然先生亦擅长治疗内科杂病，其拟方的蚕蛾珍珠散，用于口疮、口糜，疗效可靠，安全性好，沿用至今。1955年，河南暴发流行性乙型脑炎时，死亡的人数非常多，谢裕东、胡蔚然两位名医研制出"白胡汤"，控制脑炎高热，极大地降低了发病死亡的人数，受到了周恩来总理的接见，获得了卫生部表彰。

段海辰毕业工作后，临证时谨记谢师的"医学座右铭"，对患者关爱和气、耐心细致，无论贵贱长幼，一视同仁，并时常告诫后学谨遵谢师所言，切记不要对患者言语粗暴，得到了患者的称赞和信任。段海辰跟师学习时，每日随诊前后，白天跟师看病抄方，晚上查阅书籍，研读经典，勤奋努力，用心钻研，得两位名师指点，深得其精髓。段海辰教授秉承谢师擅长治痰为要与六经辨证的特点，用心揣摩，临床验证积累经验，结合现代人的生活特点对疾病的影响，形成了具有个人特色的以痰为主的治病思想，临床中善用经方，或原方或化裁从痰治疗各种病症，方证对应，脉络清晰明了，效果显著。

第二节　段海辰治痰病学术思想

一、历代医家对痰病的认识

人体津液正常输布排泄，与肺、脾、肾三脏密切相关。《素问·经脉别论》曰："饮入于胃，游溢精气，上输于脾，脾气散精，上归于肺，通调水道，下输膀胱，水精四布，五经并行，合于四时五脏阴阳，揆度以为常也。"指出人体津液的正常运行需要肺的宣发肃降，脾的运化、推动，肾的摄纳，膀胱的气化，三焦通调。其中，任何一脏功能失调皆可致机体津液代谢失衡而停聚于体内成痰饮。

汉代张仲景在《金匮要略·痰饮咳嗽脉证并治》列有痰饮、悬饮、溢饮和支饮，首次提出痰饮一词，并记述了 19 种方、4 种治法，奠定了痰饮学说的基础。此时，《金匮要略》中尚无广义痰饮和狭义痰饮之分，直至宋代《仁斋直指方》才将痰、饮分开，自此，痰有了广义和狭义之分。广义的痰指人体脏腑失调、经络、营卫气机不利，三焦水火之道不通，不能正常输布津液，煎熬而成的稠浊黏液；狭义的痰指经肺和呼吸道咳吐而出的黏液。

随着经验的积累，后世医家对痰的形成转化有了更为深入全面的认识。陈无择在《三因极一病证方论》中说："内有七情汩乱，脏气不行，郁而生涎……外有六淫侵冒，玄府不通，当汗不泄，蓄而为饮……或饮食过伤，嗜欲无度，叫呼疲极，运动失宜，津液不行，聚为痰饮。"指出多种因素生痰。张景岳言："痰涩之作，必由元气之病。""血气日削，而痰涩日多矣。""脾主湿，湿动则为痰，肾主水，水泛亦为痰……夫痰即水也，其本在肾，其标在脾，在肾者，以水不归原，水泛为痰也；在脾者，以食饮不化，土不制水也。"张景岳认为，痰饮的生成与脾肾两脏、气血不足有关。巢元方在《诸病源候论》中曰："诸痰者，此由血脉壅塞，饮水积聚而不消散，故称痰也。"又言："痰饮者，由气脉闭塞，津液不通，水饮停在胸府，结而成痰。"说明气滞不通，血脉壅塞，津液停聚成痰。从以上诸家论述可见，古人已经认识到外邪、七情、饮食、劳倦可致痰，血脉壅塞、气血阻滞可加重痰的生成，痰浊内停又可郁而化热、阻碍气机，导致血瘀、痰热、气滞等。

历代各家对痰病治疗各有不同，张仲景言："病痰饮者，当以温药和之。"《丹溪心法》谓："善治痰者，不治痰而治气，气顺则一身之津液，亦随气而顺矣。"同时又认为"脾气虚，则痰易生而多"以"顺气为先，治脾为本"。张景岳倡治痰之法"温脾强肾以治痰之本，使根本渐充，则痰将不治而自去矣"。清代叶天士认为，"治其所以生痰之源，则不消痰而痰自无矣"，"摄肾固真，乃治痰之本"。张锡纯认为："痰之标在胃，痰之本在肾。""肾之气化治"，"痰之本原清矣"。历代医家对痰的治疗从不同脏腑、不同角度都提出了各自不同的观点。

二、段海辰治痰病理论

段海辰从事临床工作 50 余年，擅长治疗内科杂病，临床经验丰富。他尊崇张仲景、朱丹溪、张景岳等医家的治痰之法，秉承前师治痰为要、六经辨证的特点，结合现代人的生活习惯，根据自己的临床实践，形成了治病宜从痰着手的主要学术思想。

段海辰早期在基层医院工作时，接触各类患者，后跟随胡蔚然、谢裕东学习，两位名医皆对内科杂病有广泛的涉猎。退休后至医院国医堂坐诊十余年，就诊患者也多为内科杂病，随着经验的不断积累，他对临床中一些内科常见病的病因病机、发病转归进行总结，逐渐意识到痰与现代人的疾病形成密切相关。

段海辰认为，现代生活方式、生活环境较以前已大不同，疾病形成及促使病情转化的诱因均发生了改变。古代人们日出而作，日落而息，人体顺应四时昼夜、寒暑自然节律的变化，休作有度；体力劳作较多，体格强健，虽病也异于现代。现代人生活方式、生活环境较前发生了改变：夜生活增多，照明延长，昼夜节律不明；使用空调，冷热寒温失宜；工作节奏加快，压力增大，忧患增多；饮食结构改变，滋食肥甘厚腻；交通工具发达，多坐少行；机械化作业增多，多逸少劳，等等。这些不同于以往的生活方式的改变，导致现代人身处的环境多休作无度，四时寒温失调，情志多桀骜，饮食多膏粱，体质多肥胖，因而导致六淫邪气乖戾，邪气易侵，体虚多胖少运动，情志抑郁多焦虑等，致邪气入侵，易聚湿成痰，化火灼津，痰聚日久生热化瘀变生诸症。《格致余论》曰："天之所赋者，若谷菽菜果，自然冲和之味，有食入补阴之功，此《内经》所谓味也，人之所为者，皆烹饪调和偏厚之味，有致病伐命之毒。"不良的生活方式使痰留于体内不去，化生内热，耗灼阴液，痰阻致气滞、血瘀等变生现代多种疾病，如心脑血管病、糖尿病的发病率明显提高，高脂血症、肥胖患者较前成倍增加，这些疾病的变化与环境变化有密切的关系。

段海辰认为，痰的生成与心、脾、肺有关，痰的运行转化受气、热、瘀影响。针对痰的生成脏腑及转化不同，形成"治痰从三脏，理痰用四法"的辨证治疗方法。从心、脾、肺三脏入手，清心化痰、健脾化痰、理肺化痰；根据气、热、瘀的影响不同，用理气化痰、祛瘀化痰、息风化痰、循经化痰等。上述多种治痰方法治疗内科杂病，均收到较好疗效。

段海辰认为，痰流注四肢百骸、脏腑经络，可引起多种疾病。治痰宜从痰的形成转化方面着手，概括为"治痰从三脏，理痰用四法"。关于痰的生成及累及脏腑方面，他认为痰与心、脾、肺有密切的关系。心主血脉运行，津血同源，心气不足，血阻津停为痰；心火旺可灼津为痰，肺为生痰之源，脾为储痰之器，痰病多以心、脾、肺三脏功能失调为多见，用健脾化痰、清心化痰、理肺化痰法从三脏治痰；从痰的转化角度，段海辰认为痰与气滞、血瘀、风热相关，气滞可致痰阻，痰阻日久化瘀，痰郁日久生热，采用理气化痰、息风化痰、祛瘀化痰、疑难怪病多循经络祛痰等四法理痰，可用于多种内科病的治疗。

（一）从三脏调理治痰

1. 理肺化痰法

肺为贮痰之器，无论外感邪气犯肺，或内伤痰湿停肺，皆可致肺失宣降，咳嗽，咯痰，痰留于肺，可寒化也可热化。段海辰对此分别选用清肺化痰或温肺化痰法。外感者治以宣发，内伤者据寒热不同或清或温。

（1）外感宣肺止咳化痰

风、寒、暑、湿、燥、火六淫外邪袭肺，皆以风为先，"风为百病之长"，夹寒、热、燥、湿等外邪侵犯人体，从口鼻、皮毛而入，首先犯肺，风寒束肺，肺气被郁，宣降不利则咳嗽，咯吐白稀痰；风热袭肺，则咽红肿痛，咯痰黄稠；暑邪耗气伤津，暑邪犯肺，则干咳痰少，咳声清高；长夏多湿，暑湿郁蒸，则咳嗽，咯黄稠或白稠痰，胃脘满闷，纳呆；风邪夹外感邪气入侵均可犯肺，兼夹邪气不同，则咯痰可见或白或黄，或稀薄或黏稠，治疗的方法亦不同。风寒袭肺者，采用辛温发散、宣肺止咳化痰；风热袭肺者，采用清热宣肺，止咳化痰；暑湿伤肺者，采用清暑化湿宣肺。

典型案例：

吴某，男性，32岁，2012年11月2日初诊。

主诉：咳嗽咯痰5日。

现病史：患者于就诊前5日因受凉感寒出现咳嗽、咯白痰、鼻塞、流清涕、咽喉作痒、头痛、恶寒、无汗、肌肉酸痛。经诊所静脉输用抗生素（具体不详）消炎治疗无效来诊。查体：体温（T）38.3℃，双听诊呼吸音粗，未闻及干、湿啰音及哮鸣音。舌苔薄白，脉浮紧。

实验室检查：白细胞 6.34×10^9/L，中性粒细胞 4.2×10^9/L；胸片未见异常。

既往史：无。

过敏史：未发现。

西医诊断：上呼吸道感染。

中医诊断：咳嗽。

证候诊断：风寒袭肺。

治法：疏风散寒，宣肺止咳。

方药：三拗汤加减。

麻黄 6g	苦杏仁 10g	荆芥 9g
防风 10g	辛夷花 15g	细辛 3g
桔梗 10g	炙甘草 6g	

3 剂，水煎服，每日 1 剂，分 3 次于三餐进食时趁热服下。

二诊 2012 年 11 月 5 日：患者诉服药 1 剂即感微汗出，热减身轻，体温 37.5℃，咳嗽、鼻塞症状减轻，连续用药 3 日，鼻塞流涕消失，体温正常，唯稍感咽痒、咳嗽。

在原方基础上去麻黄、细辛，苦杏仁用至 15g，加僵蚕 10g，紫菀 15g，继服 3 剂症状消失。

按： 风寒束表，腠理闭阻，卫外之阳被遏，故见恶寒发热，无汗头痛，全身酸痛。风寒束肺，肺失宣降，则咳嗽，咽痒声重，鼻窍不利，故鼻塞流清涕。舌苔薄白，脉浮紧，提示表有风寒之象。段海辰治疗选用三拗汤加减以疏风散寒、止咳化痰，合用辛夷花宣通鼻窍。外邪去仍咽痒作咳者，去麻黄、细辛减辛散解表之力，加白僵蚕祛风化痰，止咽痒咳痰，加紫菀增强止咳作用。

对于外感寒邪，段海辰在用药时非常重视服药的时间，要求必1日3服，服药后多喝热水，或于进食时服药，借热力增强药力以祛邪。汗出时禁止受风感寒，禁食辛辣油腻食物，防止外邪留连，助湿化痰生热，使邪不易解。很多人认为中药治疗感冒起效慢，疗效差，其实不然。除了辨证不准确，段海辰指出其中很重要的一个原因与服药时间、服药方法不当有关。临床观察应用段海辰的服药方法辨证准确，即便外感风寒高热患者服药后，体温也多能降到正常。

（2）内伤据寒热化痰

段海辰认为，内伤于肺者，或患者体质偏于阳热，痰从阳化热，或脾肾阳虚，寒邪内盛，痰从阴化寒，寒饮伏肺。辨证当分寒热对待，或温肺化饮，或清肺化痰。痰热壅肺者用清金化痰汤以清肺化痰，在原方基础上多加前胡、竹茹等。若咯痰清稀色白，形寒怕冷之寒饮伏肺，多见于"哮""咳嗽"等病，类似西医的支气管哮喘，肺心病，心衰等。患者表现为"哮"病症状者，用小青龙汤加减温化寒痰，宣肺平喘；对于"咳嗽"的患者，段海辰就用苓甘五味姜辛汤合二陈汤加减温肺散寒，化痰止咳。痰湿较重者，段海辰常加用白芥子、白附子等增加化痰力量。段海辰常提醒，温化寒痰药多属温性，为防止辛散太过，耗伤气津，宜中病即止，不可久用。

典型案例：

患者王某，女，42岁，于2014年5月23日初次就诊。

主诉：咳嗽，咯黄浓痰1周。

现病史：1周前劳累受凉后感畏寒、头痛，未进行治疗，3日后咽痛、发热，体温38.5℃，咳嗽、咯吐黄色黏痰，在诊所静脉应用头孢唑啉及肌注氨基比林针，体温略降，但仍可见咳嗽、咯黄痰、咽喉干痛等症状，查舌质红，舌苔黄腻，脉象滑数。

实验室检查：白细胞 11.05×10^9/L，中性粒细胞 8.9×10^9/L；胸片示肺纹理增粗。

既往史：无。

过敏史：未发现。

西医诊断：急性支气管炎。

中医诊断：咳嗽。

证候诊断：痰热蕴肺。

治法：清热化痰，宣肺止咳。

方药：清金化痰汤加减。

桑白皮 15g	黄芩 9g	栀子 6g
桔梗 10g	贝母 15g	橘红 15g
海浮石 15g	鱼腥草 25g	射干 15g
甘草 3g		

3 剂，水煎服，日 1 剂，分 2 次服。

二诊 2014 年 5 月 27 日：患者服药后咽痛消失，咯痰减少，体温降至正常，仍感咳嗽，咯吐少量黄色黏痰，胸闷痛，舌质红，苔腻略黄，脉滑。

守上方去海浮石，加全瓜蒌 15g，继服 3 剂。

三诊 2014 年 5 月 30 日：患者咳嗽等症明显减轻。

在一诊方基础上去海浮石、射干，加上止咳的杏仁、紫菀、百部等，继续服用 3 剂，诸症消失。

按：该患者因寒邪束肺，肺失宣降，痰热互结，停滞于肺，导致肺气不畅，出现咳嗽，咯吐黄黏痰；痰阻塞肺气，肺气不畅，因而感觉胸闷；热邪耗伤津液，因而咽痛。清金化痰汤清肺止咳化痰，适用于痰浊蕴肺化热之证，加上鱼腥草、射干可以加强清肺化痰利咽之功效。

2. 健脾化痰法

脾为生痰之源，饮食失常，易伤脾失运，水谷内停为痰，或进食油腻肥甘，滋生痰浊，多表现为呕吐清水涎沫，咳吐清稀白痰，或腹泻水样或糊状。多见于喘、水肿、臌胀、肥胖、呕吐、泄泻等病。症状类似于西医所说的部分慢性喘息性支气管炎，慢性胃肠病如消化性溃疡、反流性食管炎、慢性胃炎、慢性结肠炎、肝硬化、功能性消化不良，以及肾功能不全等。仲景有言："病痰饮者，当以温药和之。"段海辰对于痰，遵仲景之言，运用健脾温阳、辛散温通药物治疗。喘者，用二陈汤合三子养亲汤加减；呕吐者，二陈汤合旋覆代赭汤加减；呕吐、泄泻用二陈汤合参苓白术散加减。段海辰善以二陈汤作为基础方进行加减，健脾燥湿化痰。二陈汤健脾燥湿又宽中理气，使气机通畅，痰湿消散。对于水肿，段海辰以五苓散或苓桂术甘汤温阳化气，利水消饮；臌胀属湿盛者，用实脾散温阳健脾，利水化饮。

典型案例：

秦某，男，43岁，2013年10月5日初诊。

主诉：呕吐1周。

现病史：近1周进食后即呕吐，呕吐物为胃内容物及清水痰涎，食欲差，自觉腹部胀满，大便稀，舌淡苔薄白，脉象沉细。

既往史：慢性浅表性胃炎。

过敏史：未发现。

西医诊断：慢性浅表性胃炎。

中医诊断：呕吐。

证候诊断：脾虚湿盛。

治法：健脾益气，化湿和胃止呕。

方药：参苓白术散合二陈汤加减。

党参 20g	白术 15g	茯苓 15g
薏苡仁 25g	桔梗 9g	代赭石 20g
陈皮 9g	半夏 9g	砂仁 6g（后下）
石菖蒲 15g	炙甘草 6g	

5剂，水煎服。

二诊2013年10月10日：患者服药后呕吐消失，能进少量饮食，进食后仍自觉腹部胀满，大便稀，舌淡苔薄白，脉象沉细。

守上方去代赭石、石菖蒲，加莱菔子 20g，泽泻 10g，继服 3 剂，诸症大幅减轻。

按： 慢性脾胃病是消化科临床最常见的病症，脾虚与痰湿是发病的关键，"脾虚生痰"和"痰湿困脾"，脾与痰湿密切相关，不可分割。《医宗必读》云："脾土虚湿，清者难升，浊者难降，留中滞膈，瘀而成痰。"治疗采用健脾化痰湿的方法，用参苓白术散健脾益气化湿，合用二陈汤增强化痰祛湿力量。患者症状减轻后，给予莱菔子消胀除满，取泽泻利湿而不伤阴，为利小便以实大便。

3. 清心化痰法

痰湿内停，郁久化火，痰火多扰及心神，多因情志不舒郁而化火，痰与火结扰及心神，心神烦乱所致轻者心悸、失眠，重者或胡言乱语，或狂躁打骂，或哭笑无常。清心化痰法用于痰火扰心所致的癫狂、心悸、不寐等病。对于失眠者，段海辰用温胆汤加减清胆和胃，镇心安神；对于躁狂的患者，用生铁落饮加减清心涤痰，镇惊息风平肝。

典型医案：

王某，女，63 岁，2014 年 10 月 5 日初诊。

主诉：夜间不能入睡间断发作 30 余年，加重 1 周。

现病史：近 30 年来，每夜入睡 1～2 小时，辗转反侧、心烦急躁，每日口服安定 2～3 片维持，近 1 周整夜不能入睡，伴胸闷胁胀，心烦急躁，记忆力减退，饮食尚可，舌红苔黄，脉象弦滑。

既往史：无异常。

过敏史：未发现。

西医诊断：失眠。

中医诊断：不寐。

证候诊断：痰火扰心。

治法：清心涤痰安神。

方药：柴芩温胆汤加减。

柴胡 15g	黄芩 10g	陈皮 9g
茯苓 12g	白术 15g	半夏 9g
枳壳 6g	酸枣仁 30g	夏枯草 30g
川芎 10g	当归 15g	栀子 9g
淡豆豉 6g	甘草 6g	

7剂，水煎服。

二诊 2014 年 10 月 12 日：患者诉服至第 3 剂时，心烦已感减轻，夜间较易入睡，但仍易醒，晨起感觉精力较治疗前旺盛，舌苔黄厚腻也较前改善。服完 7 剂药，白天基本无不适感觉，虽然夜间时醒，但仍能很快入睡。

在原方基础上加上磁石 25g，继服 7 剂。

三诊 2014 年 10 月 19 日：患者述说服上药后夜间能入睡 4～5 小时，效果明显。继续原方再服用 7 剂。随后电话询问，诉近 30 年的失眠症状消失。

按： 失眠在《难经》中称为"不寐""目不瞑""不得眠"，医家对失眠病因病机的认识各有不同。段海辰认为，失眠患者多因痰热内扰，心神不安。温胆汤治大病后虚烦不得眠，惊悸。柴芩温胆汤在温胆汤的基础上增加柴胡、黄芩以疏通三焦气机，清泄少阳郁热。该病表现以舌红苔黄、脉弦滑为主，失眠患者多情志不舒，心烦急躁，加夏枯草加强清肝解郁之力，合用栀子豉汤清心除烦，加磁石镇惊安神。

（二）用四法疏导化痰

1. 息风化痰法

段海辰认为，无论外风或是内风，都可与痰相合致病。外风为风邪外感，入中经络，经络失和，失于宣通，津液停留成痰，风痰搏结。《成方便读》指出"夫风之中于经也，留而不去，则与络中之津液气血浑合不分，由是卫气失其常道""络中之津液，即结而为痰"。临床表现为肌肤不仁，口眼歪斜，风痰窜扰，筋脉挛急，可见口眼、肢体多动，或抽搐等。段海辰多选用牵正散、玉真散等治疗由外风所致风痰阻络证引起的面神经炎、风湿性舞蹈病、破伤风等。

内风夹痰，多因为肝、脾、肾三脏功能失调，《临证指南医案》云："肝为风脏，因精血衰耗，水不涵木，木少滋荣，故肝阳偏亢，内风时起。"阳亢化火，火热炽盛，又可灼津为痰，形成风痰相兼。除了肝肾阴虚，肝脾失调也可致内风夹痰。脾胃虚弱，脾失健运则生痰，脾土虚则肝木乘，《景岳全书》曰："使脾胃不虚，则肝木虽强，必无乘脾之患。"肝气横逆则动风夹痰，或痰湿蕴积日久，化热生风，成风痰为患。临床发为面瘫、眩晕、中风、痫症等病。患者喉中可闻及痰鸣音，或口吐白沫清涎，或头晕目眩、肢体麻木，或四肢抽搐，或口眼歪斜、半身不遂等。中风患者，用大秦艽汤加白僵蚕、全蝎祛风通络、豁痰开窍；痫症患者，用定痫丸加减涤痰息风、开窍定痫。

无论是内风还是外风，段海辰认为，患病日久，痰多"透经入络"成老痰。张秉成的《成方便读》中说："夫痰之为病，在腑者易治，在脏者难医，在络者更难搜剔。"段海辰经常于化痰药中加用蜈蚣、全蝎、地龙等祛瘀搜风通络药物。

典型案例：

患者申某，男，53岁，2014年6月10日初诊。

主诉：左侧口角歪斜3日。

现病史：患者3日前因受凉出现左侧口角歪斜，口角流涎，左眼睑闭合困难，纳可，二便调。舌淡暗，见薄黄舌苔，脉弦细。体格检查：口角左侧下垂，鼓腮漏气，左侧额纹变浅。

实验室检查：头颅CT、MRI无异常，彩超示轻度脂肪肝。

既往史：无异常。

过敏史：未发现。

西医诊断：面神经炎。

中医诊断：面瘫。

证候诊断：风痰阻络。

治法：疏风化痰，通经活络。

方药：牵正散加减。

当归 15g	白芍 12g	白附子 10g
僵蚕 15g	全蝎 6g	防风 10g
羌活 15g	细辛 3g	白芷 12g
胆南星 9g	钩藤 15g	橘络 10g
甘草 6g		

7 剂，水煎服。

二诊 2014 年 6 月 17 日：服上药后，左面瘫减轻，左后枕部疼痛，舌质淡，苔薄黄略燥，脉弦细。

守上方去细辛，加地龙 15g，7 剂继服。

三诊 2014 年 6 月 24 日：服上药后，口角歪斜好转，左后枕部疼痛减轻。继予方药如下：

生黄芪 25g	当归 15g	川芎 15g
赤芍 15g	地龙 10g	红花 15g
桃仁 15g	白附子 15g	僵蚕 15g
全蝎 15g	防风 10g	羌活 15g
秦艽 15g	甘草 6g	

10 剂，水煎服，后电话随访已痊愈。

按：面神经麻痹（面神经炎），俗称"面瘫"，是以面部表情肌群运动功能障碍为主要特征的一种常见病。该病因风邪外感，入里夹痰阻滞络脉导致。治疗该病时，应根据发病的不同时期采用不同的方法：发生之初，病邪在表，病位轻浅，治疗以疏风化痰为主；进一步发展，病邪入深，祛瘀化痰；到了后期正气亏虚，治法偏重益气化痰。在治疗上，段海辰常在疏风化痰的基础上，酌情加养血和血之当归、地龙、白芍、橘络等。该患者发病之初，给予牵正散加减，三诊时到病后期，合用补阳还五汤益气化瘀，扶助正气以助祛风化痰通络。

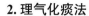

2. 理气化痰法

段海辰尊崇朱丹溪"善治痰者，不治痰而治气，气顺则一身之津液亦随气而顺矣"，将其用于气滞痰阻的治疗。气滞痰阻多数因为情志失和，气机郁滞，因而心情急躁易怒，或咽喉部如有异物堵塞，吞咽不顺，或痴呆，或颈部有瘿瘤瘰疬。朱丹溪云："气血冲和，万病不生，一有怫郁，诸病生焉。"气机调畅，水得气行，气机阻滞，则水停为痰，痰阻又致气滞。《医学入门》言"痰之为物，随气升降，无处不到"，可致多种病症，比如胸痹、噎膈、胃痛、梅核气、瘿瘤、瘰病、癫、郁病等，这些病相当于现代部分冠心病、食管肿瘤、甲状腺肿大、淋巴结肿大、乳腺增生、抑郁焦虑症等。段海辰认为，痰病虽多，但治疗总不离朱丹溪"善治痰者，不治痰而治气"之说，以理气化痰为主线，针对痰阻滞的脏腑部位不同，分别佐用不同的方药。对于胸痹的患者，治疗用瓜蒌薤白半夏汤合丹参饮加减通阳泄浊，理气化痰；对于噎膈的患者，治疗选用启膈散理气开郁化痰；对于梅核气的患者，用半夏厚朴汤祛湿理气化痰；对于瘿瘤、瘰疬患者，应用海藻玉壶汤或消瘰丸以理气软坚化痰；对于癫者，运用柴胡桂枝龙骨牡蛎汤合导痰汤开窍理气化痰；胃痛者，用柴胡疏肝散合二陈汤加减理气和胃止痛。

典型案例：

患者张某，女，33 岁，2014 年 2 月 2 日初次就诊。

主诉：胃脘部疼痛 3 年余，加重 1 周。

现病史：3 年前生气后出现胃脘部疼痛，恶心呕吐，后每遇情志不舒即胃痛。1 周前再发，伴见胃脘满闷、恶心欲吐、食欲不佳、进食量少，大便黏滞不爽，舌质淡，舌苔厚腻，脉象弦滑。体格检查：腹软，上腹部按压不适。

既往史：慢性萎缩性胃炎。

过敏史：未发现。

西医诊断：慢性萎缩性胃炎。

中医诊断：胃痛。

证候诊断：肝郁气滞，痰浊阻胃。

治法：疏肝理气，化痰和胃。

方药：柴胡疏肝散合二陈汤加减。

柴胡 15g	白芍 15g	枳壳 12g
香附 15g	陈皮 12g	丹参 10g
檀香 6g	砂仁 12g	茯苓 12g
厚朴 9g	白术 15g	半夏 12g
甘草 6g		

7 剂，水煎服。

二诊 2014 年 2 月 9 日：服上药后，胃痛缓解，舌淡苔黄腻，脉弦滑。

在原来处方基础上加竹茹 10g，7 剂，服用后痊愈。

按：该案例选方以柴胡疏肝散合二陈汤加丹参饮化裁而成。该患者因情志不舒见肝气郁滞，气郁痰阻而致瘀。因此用柴胡疏肝散合二陈汤加丹参饮加减治疗。柴胡疏肝散疏肝理气，行气止痛。丹参饮由丹参、檀香、砂仁三味药组成，用于治疗因血瘀气滞而引起的心胃疼痛。据久病必多瘀，二诊服药后仍恶心呕吐，为肝郁化热之象，予竹茹清热和胃。

3. 祛瘀化痰法

段海辰认为，现代人多食炙煿厚味，情志压抑，少劳多逸，痰湿、气滞、气虚之体多见，这些因素均可致血运不畅，停而为瘀，痰瘀互结。当今常见的糖尿病、冠心病、脑梗死、脂肪肝、肥胖症等多与之有关。无论气滞或气虚，均可致津停为痰，血阻为瘀，人体在生理上津血同源，病理上可痰瘀互结，痰或瘀作为病理产物又相互影响。《诸病源候论》中明确提出："诸痰者，此由血脉壅塞，饮水积聚而不消散，故成痰也。"指出瘀血可化痰。痰瘀互结证可见于胸痹、中风后遗症、痹证、狂证、癥瘕等疾病中。对于痹病者，段海辰通常用活络丹通经活络，化痰祛瘀；对于中风后遗症患者，多选用补阳还五汤合二陈汤补气祛瘀化痰；对于胸痹的患者，用失笑散合瓜蒌薤白半夏汤通阳宣痹、化痰祛瘀；对于狂者，以癫狂梦醒汤涤痰镇心，化瘀安神；对于癥瘕患者，用鳖甲煎丸或化积丸化裁，消癥散结，活血化痰。

典型案例：

陈某，男，63 岁，2012 年 9 月 25 日初诊。

主诉：左侧肢体麻木近 2 年。

现病史：2 年前无明显诱因左侧肢体麻木，颅脑 CT 示双侧基底节多发梗死。住院治疗后症状略有减轻，近 2 年来仍感左侧肢体麻木，手足明显，每遇阴寒加重，来诊时舌质暗红，舌苔白厚，脉象沉滑。

实验室检查：高密度脂蛋白 5.94mmoL/L。

既往史：既往高血压病史 8 年，高压最高达 180mmHg，口服施慧达 2.5mg，日 1 次，血压控制可。

过敏史：无。

西医诊断：脑梗死后遗症；高血压。

中医诊断：中风后遗症。

证候诊断：气虚痰瘀阻络。

治法：益气活血，化痰通络。

方药：补阳还五汤合二陈汤加减。

黄芪 20g	地龙 10g	赤芍 15g
桃仁 15g	红花 10g	当归 10g
桑枝 15g	川木瓜 15g	半夏 10g
石菖蒲 12g	桂枝 9g	

7 剂，水煎服。

二诊 2012 年 10 月 2 日：患者服药后，自觉麻木有所好转，效果明显。原方黄芪增至 30g，10 剂继服。

三诊 2012 年 10 月 12 日：患者服药后，左侧肢体麻木明显减轻。继守上方，予 15 剂继服，后随访症状消失。

按：中风病久治不愈，耗伤正气，致津液停聚为痰，痰阻而化瘀，表现为肢体麻木、关节屈伸不利等症，用补阳还五汤益气化瘀，合二陈汤燥湿化痰。该患者患病已两年之久，久病多"老痰"，遂加石菖蒲化痰除湿，配伍桂枝、木瓜温经通脉，为引经药，诸药合用而获效。

4.怪病多由络寻痰

古人谓"怪病多为痰作祟"。对于疑难怪病，段海辰常于细微处探查，寻常人之不思，从痰着手，循经络辨证，常能曲径通幽，取得意想不到的效果，采用这样的思路治疗多例疑难怪病，效如桴鼓。

典型病例：

夏某，女，63 岁，2012 年 3 月 4 日初诊。

主诉：左乳下部位碰触即呕吐 25 年。

现病史：诉 25 年前因露天产子后即得。位于左乳下，范围约一铜钱大小，碰触后即感憋胀，伴有恶心呕吐。虽多方求治却毫无效果，西医将其诊断为神经性呕吐，给予维生素类口服，症状未改善。患者日常活动及劳作均受到影响。接诊后发现左乳下位置为肝经期门穴所处，视其局部外观无异常，查舌质淡暗，苔白厚腻，脉沉迟。

既往史：体健。

过敏史：未发现。

西医诊断：神经性呕吐。

中医诊断：呕吐。

证候诊断：肝经痰热瘀滞。

治法：化痰泄热，通络降逆。

方药：旋覆代赭汤合温胆汤加减。

柴胡 15g	黄芩 10g	旋覆花 15g
陈皮 9g	枳壳 10g	竹茹 15g

代赭石 30g　　　茯苓 15g　　　半夏 9g

甘草 6g

7 剂，水煎服。

二诊 2012 年 3 月 11 日：患者诉服用 7 剂后碰触此处已无憋胀。

继服 5 剂后完全缓解，按压亦无不适感。

按：患者左乳下位置正是足厥阴肝经期门穴和章门穴所在之处。肝在五行属木，据五行生克，肝木横克脾土，章门穴又为脾经之募穴。该患者 25 年前生产时血虚露风，邪气内羁，留置于肝经，日久化痰生热，按压刺激肝经所在期门穴及脾经幕穴章门部位时，引动肝气横逆犯胃，出现恶心、呕吐等症状。选用旋覆代赭汤平冲降逆，加用温胆汤化痰泄热和胃，辨证得法，肝经疏利，痰热得清，则邪去病解。

李某，女，72 岁，2011 年 10 月 6 日初次就诊。

主诉：脚背部发作性疼痛 2 个月余。

现病史：2 个月前患者偶尔梳头时感觉右脚背部出现"曛曛"样跳痛，后多次发作，不梳如常，甚是诧异，曾找多医求诊难以理解，未予药物治疗。来诊时舌质暗红，舌苔黄腻，脉弦滑。查体头部及右脚背部疼痛部位均未见异常。

既往史：体健。

过敏史：无。

中医诊断：肌痹。

证候诊断：胃经痰热流注。

治法：清热化痰，通络和胃。

方药：温胆汤合四妙散加减。

陈皮 10g　　　姜半夏 9g　　　云苓 15g

枳壳 6g　　　竹茹 10g　　　苍术 15g

黄柏 10g　　　薏苡仁 30g　　　甘草 3g

3 剂，水煎服。

患者前后复诊 3 次，均予原方原量服用，共服药 16 剂，症状消失。

按： 该案例用西医理论很难解释，而用中医经络理论就可以解决。足阳明胃经起于头部承泣穴，下至外侧足背部。梳头时，梳子刺激到足阳明胃经头部穴位，刺激循经传至足部，出现足部跳痛。按照患者舌脉辨证，痰热阻滞明显，应用温胆汤清热和胃、化痰理气，加四妙散清热燥湿、舒筋活络。

上两例患者病情怪异，用常法难以辨证，段海辰从痰着手，循经络辨证，取得了意想不到的效果。在辨证治疗时，时时不忘祛痰；在分型治疗时，根据痰的性质、部位及药物性味归经的不同，湿痰多加用苍术、白术，寒痰加半夏、白芥子，热者用竹茹、浙贝母，脾虚者用黄芪、白术，软坚散结用瓜蒌仁、牡蛎、海藻等随症加减。

第三节　段海辰临证特点

段海辰从事教学、临床、科研数十年，理论造诣精深，临床经验丰富。笔者通过跟师学习，载录病案，阅读经典，分析总结等方法，围绕段师的治疗特色，认真梳理总结了其辨证思维方法及用药规律。从接待患者、四诊分析、辨析病因病机，到遣方用药等都受益匪浅。他常跟学生说："中医看病是门很深的艺术，开处方就像大厨炒菜，八角、茴香、花椒等各色佐料都下，但张三炒得好吃，李四炒的味道就不行，这是为什么？因为它讲究的是辨证与配伍，抛开了阴阳、五行、脏腑、经络、营卫气血辨证，就不能称为中医了。"段海辰在临床实践中重视辨证，四诊中尤重问诊，辨证论治重视基础体质，治疗强调整体调节，注重阴阳平衡协调，重视对患者的心理调节，中西医结合治疗，在临床中有很多诊疗技巧、方法和经验等特点值得借鉴。

一、四诊中重视问诊

古代没有现代的仪器设备，看病主要凭借望、闻、问、切来判断疾病的病位、病性。其中，问诊尤为重要，通过询问及沟通，不仅可以了解患者的主观痛苦感受，还可以了解影响疾病进展和预后的相关因素，给患者以引导及安慰。患者来就诊带着痛苦，所以医者问诊时态度要和蔼，语言要友善，问诊要详细，除了患者所诉的主要痛苦，还要仔细询问患者既往的就诊经历及治疗用药经过。通过和患者的沟通，医者能够更好地把握患者的主观痛苦感受和客观病情，在辨证时抓住主要矛盾，同时对生活起居、饮食方面也能给予合理切实的建议，更好地解决患者的痛苦。比如，同为腹泻的患者，建筑工地上的工人和家庭主妇在生活环境和饮食供给方面就不同，在选择用药剂型、服用方式上就不能等同，在药物煎煮方法、饮食禁忌及用药选择上就要斟酌，这些都是要经过详细的问诊才能了解。

二、整体调节，协调阴阳平衡

段海辰对《内经》有深入的研究和思考，诊治疾病深受《内经》阴阳平衡思想的影响。《内经》阴阳平衡理论体系是中医理论体系的核心和基础，阴阳平衡是维持人体生命活动正常进行的根本，也是中医理论指导临床治病的基础和根本。人体的生命现象和所进行的功能活动都包含在阴阳对立转化的过程中，疾病产生的原因就在于机体阴阳的失衡。中医辨证强调"天人合一""身心合一"的整体观，要求的就是要保持人体自身的阴阳平衡和与自然界的协调统一。对任何疾病的治疗，都不能脱离这个总的原则，用这样的原则去解决疑难杂病，常能化繁为简。在治疗疲劳综合征、心悸、失眠等病时，段海辰都运用了平衡阴阳的法则。他认为，疲劳综合征由长期劳累，烦劳过度，耗伤脾肾，正气不足，阴阳失调所致，治疗应以调补脾肾、恢复阴阳平衡为法。失眠虽有虚实之分，但无论虚实，总体表现均为多种诱因造成阴不敛阳，虚阳上扰，心神不安，治疗宜益阴敛阳，协调阴阳平衡，才能改善睡眠。

三、衷中参西，辨病与辨证相结合

中医、西医是两种不同的理论体系，中医治疗疾病以辨证为主，西医以辨病为主。段海辰常常讲，中医不仅要掌握中医知识，也要学习西医知识，看病时除了望舌诊脉，还要详查患者的化验、检查报告，从中医的证和西医的病两方面来分析诊治。中医通过望、闻、问、切分析病因、病位与病性，进行宏观辨证。西医从病因学、病理学的角度，借助各种先进检查手段进行微观辨证，是中医宏观辨证的细化和延伸。两种不同的方法分别以不同的方式解决同样的问题，我们需要针对不同疾病、不同个体，选择最恰当的方法，或者二者结合应用。比如，西医检验仪器查出患者血糖高，但患者没有临床症状，单纯采用望、闻、问、切可能收集不到信息，这时可以应用西医降糖药物来控制血糖，我们要了解并掌握降糖药的应用。又比如，患者所诉症状较多，而西医辅助检查未见病灶或阳性结果，这时可以发挥中医辨证论治的优势，遣方用药。采用中西医结合的方法，有助于对疾病进行全面的诊治。

四、辨证论治重视基础体质

人受命于先天，得养于后天，既受先天遗传影响，又受后天自然环境、饮食结构、年龄、性别、心理状态、社会环境等因素的影响，因而体质有阴阳气血盛衰、寒热虚实的差异。《灵枢·论痛》中指出："筋骨之强弱，肌肉之坚脆，皮肤之厚薄，腠理之疏密，各不同……肠胃之厚薄坚脆亦不等。"段海辰在临证中，非常重视患者的基础体质对病情的影响，比如年龄、性别、体质、平素易感及营养状况等，都会影响疾病的转归和预后。同样是自汗患者，体质盛壮者多实证，宜从湿热辨证；体质虚弱者多虚证，宜考虑气血阴阳亏虚存在。同样是外感发热，有从阳化热，出现壮热、咽痛，或从阴化寒，出现畏寒、腹痛、腹泻，治疗用药时就要考虑患者的基础体质对疾病转化的影响，未转先防，截断病情进展，防止认识不清，加速病情的恶化转归。《灵枢·卫气失常》亦说："必先别其三形，血之多少，气之清浊，而后调之，治无失常经。"另外，在施治时特别注意顾护肠胃，在辨证用药时注意不可过于攻伐，选药避免伐胃之品，尽量选用煎煮后没有怪异气味及难以下咽的药物。段海辰常说："患者闻到药味就难以入口，还谈何服药治病，如何坚持用药，想让患者的依从性提高，就要切实从患者角度考虑。"

五、注重心理调适

段海辰常告诫学生，患者之所以花钱、花时间来求诊，是因为病变给患者带来了痛苦，没有几个患者是高高兴兴、满心欢喜来医院看病的。有些患者受病情折磨困扰较久，甚至出现烦躁、抑郁、情绪不稳；也有的长期求治无果，但又不得不治，就抱着怀疑或敌对的情绪，更有很多疾病本身就产生于心理失衡。现代研究已经证实，情绪对全身器官组织功能会产生不同的影响，稳定的情绪可以自动调节机体功能。中医也提出情志致病："怒伤肝，喜伤心……"说明了不良的情绪影响会造成或加重躯体疾病。医生在接诊患者时，首先要有仁爱心，要理解患者的痛苦，对患者要态度和气，耐心细致，根据不同情况给予精神心理调适，与患者建立信任，并耐心地对患者进行病情解释，告知其预后及注意事项等，缓解患者的心理疾苦。医生只掌握治病技术还不够，还要了解人情世故，体察患者的心理状态，从患者的角度考虑，治疗时给予心理疏导或暗示，才能真正解除患者的痛苦。

在诊治患者时，医生要耐心听取患者的诉说，理解和宽慰患者，诊治过程中告知其病因及可能的病程及转归，让患者了解自己的病情，树立战胜疾病的信心，更好地解除患者精神和身体上所受的痛苦折磨。

第二章
段海辰辨证论治验案精选

一、咳嗽

田某，女，33 岁，2015 年 7 月 16 日初诊。

患者 6 日前受凉后发热，体温 38.2℃，头痛，咽喉不适，自行口服维 C 银翘片，每日 3 次，每次 2 片。2 日后热退，出现咳嗽，咯少量痰，咽部不适，口干，查舌红，苔薄黄，脉弦数。辅助检查：胸部正侧位 X 线未见异常。

辨证：风热犯肺，肺失清肃。

治法：疏风清热，宣肺止咳。

处方：荆芥 10g，防风 10g，前胡 12g，远志 10g，炒杏仁 15g，枳壳 10g，桑叶 10g，知母 10g，川贝母 6g，桔梗 10g，生甘草 6g。

3 剂，水煎服，早晚各 1 次，温服。

二诊：患者服用上药后，咳嗽减轻，咯痰消失。

处方：荆芥 10g，防风 10g，前胡 12g，远志 10g，炒杏仁 15g，枳壳 12g，桑叶 15g，知母 10g，黄芩 10g，川贝母 6g，桔梗 10g，生甘草 6g。

3 剂，水煎服，早晚各 1 次温服。

患者服用后咳嗽消失，嘱其注意防风受冷，不食辛辣油腻食物。

按语

咳嗽应先区分外患或内伤所致，分清虚、实、寒、热等，《素问·咳论》曰："皮毛先受邪气，邪气以从其合也。""五脏六腑，皆令人咳，非独肺也。"从咳嗽的病因病机等方面指出了较为具体的诊治方法。外患咳嗽为六淫外邪侵袭肺系，内伤咳嗽为脏腑功能失调、内邪干肺所致，外患或内伤均引起肺失宣肃而发病。本例患者诊断正确，由风热之邪犯及肺脏，肺脏失于清肃而发咳嗽，故治疗以疏风清热、宣肺止咳，取得较好的疗效。药用荆芥、防风疏散外邪，前胡、杏仁、枳壳、桔梗宣肃肺气而止咳，远志、川贝母清热化痰止咳，桑叶清肃肺络之热、利咽，知母、黄芩清热泻火，生甘草调和诸药，兼润肺止咳作用。

二、胸痹

罗某，女，25岁，2015年4月14日初诊。

患者1年前无明显诱因出现胸闷，心前区有压迫感，到当地医院诊为"神经官能症"，口服"维生素、谷维素"等效果不佳（用量不详），现除上述症状外，常伴头晕气短，乏力，多梦，睡眠浅，便调。查舌质红苔薄，脉沉细。既往史：2015年2月行宫外孕手术。辅助检查：查心电图、脑电图未见异常。

辨证：气血亏虚。

治法：补益气血，宁心安神。

处方：太子参15g，麦冬15g，五味子12g，当归15g，炒白芍15g，茯苓15g，桂枝12g，丹参15g，制远志12g，炙百合15g，龙眼肉15g，仙鹤草30g，石菖蒲10g，炙甘草10g，生姜3片，大枣5枚。

10剂，水煎服，早晚各1次温服。

二诊：患者服上药后自觉胸闷改善，头晕、心前区压迫感、乏力等亦好转。

太子参15g，麦冬15g，五味子12g，当归15g，生白芍15g，茯苓15g，桂枝12g，丹参30g，制远志12g，炙百合15g，龙眼肉30g，仙鹤草30g，菖蒲15g，炙甘草10g，生姜3片，大枣5枚。

20剂，水煎服，早晚各1次，温服。

按语

患者以胸闷、心前区压迫感为主要症状，中医可诊为"胸痹"，伴见头晕、乏力、脉沉细等气血亏虚表现。胸闷在临床上以虚证居多，本例患者为气阴两亏所致。患者先天禀赋不足、饮食失调，致气血亏损，心脉失养，而见胸闷、心前区压迫感；气血亏虚，髓海失养则头晕；筋脉失充则全身乏力；血不养心则睡眠浅；脉沉属气血不足。治疗以益气补血，宁心安神为主。药用生脉散加减补气养阴，用太子参、麦冬、五味子、当归、白芍、龙眼肉补益气血为主，桂枝温通心脉，丹参养心安神，制远志、炙百合宁心安神，菖蒲化痰开心窍，仙鹤草益气补虚，用茯苓、生姜、大枣补益中焦脾胃，以资生气生化之源泉，炙甘草益气补中，共同达到益气养血宁心的作用。

三、心悸

（一）张某，男，38 岁，2013 年 8 月 16 日初诊。

10 余年来无明显诱因出现发作性心慌、胸闷、气短，心烦急躁、坐卧不安，舌质红，苔薄，脉沉细。既往史：无特殊。体格检查：无异常。辅助检查：心脏彩超、心电图无异常。

辨证：气血亏虚。

治法：益气养血宁心。

处方：太子参 15g，麦冬 15g，五味子 12g，当归 15g，白芍 15g，茯神 15g，桂枝 12g，石菖蒲 12g，远志 12g，郁金 12g，丹参 15g，炙百合 15g，生姜 3 片，大枣 5 枚，炙甘草 6g。

10 剂，水煎服，早晚各 1 次，温服。

二诊：服上药后，症状稍减轻，仍胸闷、心慌、气短，阴雨天加重，左耳沉闷，舌质红苔薄，脉沉细。前方加龙眼肉、仙鹤草，去郁金。

太子参 15g，麦冬 15g，五味子 12g，当归 15g，白芍 15g，茯神 15g，桂枝 12g，丹参 15g，远志 12g，龙眼肉 30g，石菖蒲

12g，仙鹤草 30g，炙百合 15g，生姜 3 片，大枣 5 枚，炙甘草 6g。

10 剂，水煎服，早晚各 1 次，温服。

三诊：近 2 个月未服药，感心慌、胸闷、气短发作次数及程度均较前减少，左耳沉闷。守方改茯神为茯苓。10 剂，水煎服，早晚各 1 次，温服。

按语

心悸虚证由脏腑气血阴阳亏虚、心神失养所致者，治当补益气血，调理阴阳，以求气血调畅，阴平阳秘，并配合应用养心安神之品，促进脏腑功能的恢复。心悸实证常由痰饮、瘀血等所致，治当化痰、涤饮、活血化瘀，并配合应用重镇安神之品，以求邪去正安，心神得宁。心悸表现为虚实夹杂时，当根据虚实之多少，攻补兼施，或以攻邪为主，或以扶正为主。选方以天王补心丹加减。天王补心丹源于元朝的《世医得效方》一书，具有补心安神、滋阴清热的功效，适用于治疗心肾不足、阴亏血少所致的虚烦心悸、睡眠不安、精神衰疲、梦遗健忘、不耐思虑、大便干燥或口舌生疮等病症。

（二）白某，男，44 岁，2013 年 5 月 29 日初诊。

4 个月前因工作紧张开始出现阵发性心慌。患者平时工作紧张，常常夜间十一二点才能休息，近 1 个月来频发阵发性心慌，伴头痛，二便正常，饮食少，查舌薄黄质红，脉沉细。体格检查：血压 140/90mmHg。辅助检查：心电图示窦性心律，正常心电图；动态心电图示阵发性心律失常。

辨证：气阴（血）两虚型。

治法：益气养血宁心。

处方：太子参 15g，麦冬 15g，五味子 12g，当归 15，白芍 15，桂枝 12g，茯神 15g，丹参 15g，远志 12g，炙百合 15g，仙鹤草 30g，黄精 15g，阿胶珠 10g，生姜 3 片，大枣 5 枚，炙甘草 15g，生地黄 20g，胡麻仁 10g。

7 剂，水煎服，早晚各 1 次，温服。

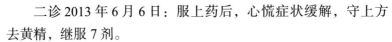

二诊 2013 年 6 月 6 日：服上药后，心慌症状缓解，守上方去黄精，继服 7 剂。

三诊 2013 年 6 月 13 日：心慌症状明显缓解，偶尔可见，守 2013 年 5 月 29 日方去黄精，丹参加至 30g，加石菖蒲。7 剂，水煎服，早晚各 1 次，温服。

四诊 2013 年 6 月 21 日：心慌基本消失，以 2013 年 5 月 29 日方去阿胶珠、黄精，加生地黄。继服 7 剂。

按语

患者虽不是老年体虚，但因长期工作紧张、劳累过度，体内气血亏虚，脏腑功能失调，心神失养发为心悸。如《丹溪心法·惊悸怔忡》所言："人之所主者心，心之所养者血，心血一虚，神气不守，此惊悸之所肇端也。"故治疗应以益气养血宁心为原则。益气养血为治本之法，宁心安神是治标立举，标本兼治。心血亏损，心失所养则心悸、心慌，心神失养则心烦、失眠、脉沉细，以上均为气血不足之象。该患者因工作劳累耗伤心气，致心气不足，心脉失养。

处方由桂枝甘草汤合炙甘草汤加减而成，具有益气滋阴、通阳复脉、养血定悸作用。主治：①阴血不足，阳气虚弱证：脉结代，心动悸，虚羸少气，舌光少苔，或质干而瘦小者。②虚劳肺证：干咳无痰，或咳吐涎沫，量少，形瘦短气，虚烦不眠，自汗盗汗，咽干舌燥，大便干结，脉虚数。本方常用于功能性心律不齐、期外收缩、冠心病、风湿性心脏病、病毒性心肌炎、甲状腺功能亢进等有心悸气短、脉结代等属阴血不足，阳气虚弱者。

方中炙甘草补气生血、养心益脾，生地黄滋阴补血、充脉养心，二药重用，益气养血以复脉之本，共为君药。太子参、大枣补益心脾，合炙甘草则养心复脉，补脾化血之功益著；麦冬、胡麻仁、阿胶珠甘润养血，配生地黄则滋心阴、养心血、充血脉之力尤彰；桂枝、生姜辛温走散，温心阳，通血脉，使气血流畅以助脉气接续，同为佐药。数药相伍，使阴血足而血脉充，阳气复而心脉通，气血充沛，血脉畅通，则悸可定，脉可复。方中可加酸枣仁、柏子仁以增强养心安神定悸之力，或加龙齿、磁石重镇安神；偏于心气不足者，重用炙甘草、人参；偏于阴血虚者重用生地黄、麦冬；心阳偏虚者，易桂枝为肉桂，加附子以增强温心阳之力；阴虚而内热较盛者，易人参为南沙参，并减去桂、姜、枣、酒，酌加知母、黄柏，则滋阴液、降虚火之力更强。

心悸多因体质虚弱、饮食劳倦、七情所伤，感受外邪及药食不当以致气血阴阳亏虚，心神失养，心悸不安，或痰、饮、火、瘀阻滞心脉，扰乱心神。本患者因长期劳累过度，气血亏损，心神失养而发病，故用桂枝甘草汤合炙甘草汤加减为基础温通心阳，加入宁心安神之品及健脾药物，特别是健脾药很重要，一是防止大队滋补药物腻胃，二是资生气血之源泉，脾肾为后天之本，气血生化之源。在心悸的辨证治疗过程中，要认清病机，分清虚实，然后才能取得好的疗效。

四、不寐

（一）罗某，女，35岁，2013年4月5日初诊。

半年前出现眼干，视物模糊，入睡困难，烦躁易怒，记忆力明显减退，耳鸣，头昏沉不适，纳食尚可，腹胀，便秘，月经提前，量少质稀色淡，舌质红，苔黄薄，脉细数。既往体健。体格检查：眼科检查未见异常。

辨证：气滞血瘀。

治法：疏肝解郁，养血安神。

处方：柴胡15g，当归10g，白芍15g，茯神15g，石菖蒲15g，远志15g，郁金10g，合欢皮30g，酸枣仁30g，浮小麦30g，太子参30g，五味子15g，茯苓15g，党参15g，柏子仁15g，朱砂3g（冲），龙齿20g，大枣5g，炙甘草6g。

7剂，水煎服。

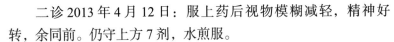

二诊 2013 年 4 月 12 日：服上药后视物模糊减轻，精神好转，余同前。仍守上方 7 剂，水煎服。

三诊 2013 年 4 月 19 日：服上药后视物较前清晰，睡眠明显好转。

柴胡 15g，当归 10g，白芍 15g，龙齿 20g，炙百合 12g，郁金 10g，合欢皮 30g，茯神 15g，茯苓 15g，五味子 15g，石菖蒲 15g，远志 15g，酸枣仁 30g，浮小麦 30g，大枣 5g，炙甘草 6g。7 剂，水煎服。

四诊 2013 年 5 月 26 日：入睡困难，多梦易醒，甚则整夜难以入睡，口干，口中异味。守上方去茯苓，加夜交藤。

柴胡 15g，当归 10g，白芍 15g，龙齿 20g，炙百合 12g，郁金 10g，合欢皮 30g，石菖蒲 15g，远志 15g，茯神 15g，五味子 15g，酸枣仁 30g，浮小麦 30g，大枣 5g，夜交藤 15g，炙甘草 6g。10 剂，水煎服。

五诊 2013 年 6 月 5 日：服上药后入睡困难改善，仍觉心烦，口干，近几天口唇周围出现红疹、痒，舌质红，苔薄白，脉沉细。守上方去小麦、大枣、夜交藤，加川芎，知母。

柴胡 15g，当归 10g，白芍 15g，龙齿 20g，炙百合 12g，郁金 10g，合欢皮 30g，石菖蒲 15g，远志 15g，茯神 15g，五味子 15g，酸枣仁 30g，川芎 15g，知母 12g，甘草 6g。10 剂，水煎服。

六诊 2013 年 6 月 15 日：睡眠可，心烦急躁减轻。守上方 10 剂，水煎服。

七诊 2013 年 6 月 25 日：心烦急躁明显减轻，夜眠可，口干，大便不通畅。

柴胡 15g，当归 10g，白芍 15g，生龙骨、生牡蛎各 30g，炙百合 12g，郁金 10g，石菖蒲 15g，远志 15g，合欢皮 30g，茯神 15g，五味子 15g，酸枣仁 30g，甘草 10g。10 剂，水煎服。

按语

本例治疗以安神定志丸为主方。方中朱砂、龙齿重镇安神，

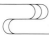

远志、石菖蒲入心开窍，除痰定惊，同为主药；茯苓、党参健脾益气，协助主药宁心除痰。此方主治精神烦扰、惊悸失眠、癫痫。方中加入酸枣仁、柏子仁，则养心安神作用更好；若用于治癫痫，痰多者宜加入胆南星、竹茹等涤痰之品。

安神定志法主要用于治疗心悸、怔忡（患者自觉心中悸动、惊惕不安，甚则不能自主）、失眠、烦躁、惊狂等病症。五脏具有藏神的功能，气血不足，五脏失养，神不守舍，或热邪、痰浊、水饮扰乱心神，都会有神志不安的表现。安神定志法通过补益气血、祛邪的方法能恢复五脏藏神的功能，使神志安定。心藏神，肝藏魂。神志不安主要与心、肝有密切关系。不同原因所致的心神不安，治法也不相同。安神定志法主要有养心安神定志法和重镇安神定志法两种。

养心安神定志法适用于治疗心肝血虚，或心阴不足所致的心悸、怔忡、失眠、多梦、精神恍惚等心神不安的病症。治疗多用滋阴养血、安神的药物如酸枣仁、柏子仁、远志、小麦、鸡血藤等组方。常用的方剂有酸枣仁汤、天王补心丹、甘麦大枣汤等。根据心虚或肝虚等不同，也可采用其他补心、补肝的方剂治疗。

重镇安神定志法是用质地较重的金石类及贝壳类药物治疗神志不安的方法。本法适用于治疗邪热、痰浊等实邪所致的阳气躁动的病症，如惊痫、狂妄、烦躁易怒、心悸、失眠等心神不安之实证。临床多用龙骨、牡蛎、朱砂、琥珀、珍珠、紫石英等药治疗，常同清热化痰的药物配伍组方。常用的方剂有朱砂安神丸、磁朱丸等。

此外，心神不安因肝郁化火所致者，宜疏肝泄热，方如龙胆泻肝汤；痰热内扰所致者，宜清热化痰，方如温胆汤加黄连、山栀子等；水饮凌心者，宜温阳行水，方如苓桂术甘汤；阳明腑实者，宜泄热通腑，方如大承气汤。

养心安神定志法主要用于虚证，重镇安神定志法主要用于实证。若属虚实夹杂者，两种方法可配合使用。

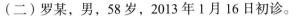

（二）罗某，男，58 岁，2013 年 1 月 16 日初诊。

患者 3 年来一直入睡困难，经常服用安眠药。近几日病情加重，特来门诊求治。现症：不寐，心烦，胸闷腰疼，泛恶嗳气，伴口苦，头眩，头重，舌红苔黄腻，脉滑数。既往史：嗜酒10 年余，每日饮酒约 100mL。

辨证：痰火扰心。

治法：清化痰热，和中安神。

处方：柴芩温胆汤合酸枣仁汤合栀子豉汤加减。

柴胡 10g，黄芩 12g，陈皮 12g，半夏 10g，茯苓 15g，枳壳12g，竹茹 12g，栀子 10g，豆豉 15g，夏枯草 30g，杏仁 30g，琥珀 3g，生龙骨 30g，生牡蛎 30g，川芎 15g，知母 15g，甘草 6g。

7 剂，水煎服，早晚各 1 次，温服。

二诊 2013 年 1 月 24 日：患者服上药后不寐改善，每晚已能睡 6 个小时，胸闷腰疼、嗳气、头重、头眩减轻，舌质红，苔薄黄，脉滑。守上方 15 剂，水煎服，早晚各 1 次，温服。

三诊 2013 年 2 月 15 日：服上药后睡眠基本正常，略有胃脘部痞满，嗳气，舌质红，苔薄白，脉弦。用丹栀逍遥散调理善后，嘱患者注意饮食、生活禁忌等。

按语

不寐在临床中比较常见，是以经常不能获得正常睡眠为特征的一类病症。《内经》认为本病由邪气中于脏腑，卫气行于阳，不能入阴所致，又有"胃不和则卧不安"之说，《伤寒论》中提出"虚劳虚烦不得眠"之说。不寐的病因多种多样，就其病机属阳减阴衰，阴阳失交。治疗当以补虚泄实、调和脏腑阴阳为原则。实则泻其有余，如疏肝泻火、清化痰热、消导和中；虚则补其不足，如益气养血、健脾补肝，在此基础上安神定志，如养血安神、镇惊安神、养心安神。本案患者嗜酒多年，脾胃受损，酿生痰热，痰热上扰，胃气失和，而不得安寐。《素问》曰"胃不和则卧不安"，痰热扰动心神则心烦，痰热中阻中焦，故见胸

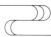

闷脘痞、泛恶嗳气，影响清气上升，则头眩、头重；舌红苔黄腻、脉滑数，均为痰热内阻之象。方中用半夏、陈皮、茯苓、枳壳健脾化痰，理气和胃；竹茹、黄芩、栀子、知母祛热降火化痰，豆豉除烦，琥珀、生龙骨、生牡蛎镇惊安神，柴胡疏肝和胃，川芎和肝调肝，甘草调诸药。本例不寐患者证属痰火扰心型，多因饮食不当损伤脾胃，蕴生痰热，上扰于心而发病，在治疗上用清热化痰、和神安中的方法来治疗，取得了满意疗效。另外，浓茶、咖啡、饮食不当也是造成不寐的因素，故要嘱患者禁忌。

五、头痛

（一）李某，男，50岁，2012年10月15日初诊。

患者头痛3个月，平素工作压力较大，经常加班工作，出现头痛，头昏胀，两侧为重，心烦易怒，夜寐不守，口苦面红，至社区卫生服务站诊断为"高血压"，口服洛汀新（盐酸贝那普利片）10mg，每日1次，每次1片，效果不佳，特来门诊治疗。舌质红，苔薄黄，脉弦数。检查：BP 155/80mmHg，头颅CT示无异常。

辨证：肝阳上亢。

治法：平肝潜阳息风，养阴。

处方：熟地黄15g，山萸肉15g，牡丹皮12g，泽泻30g，珍珠母30g，枸杞子15g，菊花15g，夏枯草15g，天麻10g，钩藤15g，川牛膝10g，夜交藤30g。

7剂，水煎服，每日1剂，早晚各1次温服。

二诊2012年10月22日：患者服用上方后自觉头痛减轻，心烦易怒改善，夜寐也较以前好转，舌红苔薄黄，查血压145/85mmHg。

一诊方加用益母草、白芍活血调血，引血下行。10剂，水煎服，每日1剂，早晚各1次温服。

三诊2012年10月31日：患者服上药后自觉头痛消失，心烦易怒也得到改善，睡眠正常，舌质红，苔薄白。查血压135/80mmHg。

熟地黄15g，山萸肉15g，山药15g，牡丹皮12g，茯苓15g，泽泻10g，炙龟甲12g，珍珠母30g，枸杞子15g，菊花15g，夏枯草15g，益母草10g，生白芍18g，生甘草6g。5剂，做水丸，每次4g，每日3次口服，以巩固疗效。

诊后追访该患者半年，血压始终维持在135/80mmHg上下。

按语

患者长时间加班工作，压力较大，忧郁恼怒，情志不遂，肝失条达，气郁阳亢，上扰清明，则见头痛且胀；肝火扰心则心烦易怒；阳亢不能正常潜藏则夜寐不宁；口苦面红，为肝郁化火所致。主要病机为肝失条达，气郁化火，阳亢风动，上扰头脑。上方用天麻、钩藤、珍珠母平肝息风潜阳；牡丹皮、夏枯草、泽泻泄肝热；熟地黄、山萸肉、枸杞子养敛肾阴，起到养阴潜阳的作用；菊花平肝清利头目；泽泻利湿浊邪；川牛膝引血下行；夜交藤交会心肾，利睡眠。全方共奏平肝潜阳息风、养阴的作用。

脑为髓海，依赖于肝肾和脾胃充养，故头痛多与肝、脾、肾三脏的功能失调有关。肝主疏泄，性喜条达，肝郁化火，阳亢于上，上扰头脑而头痛，故治疗应以平肝潜阳息风为主，方用天麻钩藤汤化裁治疗。"头为诸阳之会""诸阳之府"，又为髓海之所在，位于人体最高位。对于头痛，要先分清外患、内伤，再根据临床表现细分之。外患多因六淫之邪侵袭，内伤多与情志不遂、饮食劳倦、跌仆损伤、体差久病、禀赋不足、房劳过度等因素有关。故在临床辨证时要注意问清头痛病程之长短、疼痛的部位及时长，以及影响因素等，以便准确辨证施治。

（二）尹某，男，27岁，2013年6月8日初诊。

20年前不明原因出现头痛，位于双侧太阳穴处，伴恶心呕吐，头痛多于睡眠不佳或劳累后加重，同时见失眠、乏力、畏寒怕冷，二便饮食少，舌红苔薄黄，脉沉弦。辅助检查：颅脑CT未见异常，BP 130/84mmHg。

辨证：风邪上扰，气血凝滞。

治法：养血祛风，活络止痛。

处方：当归15g，川芎30g，白芷15g，细辛3g，菊花15g，蔓荆子15g，升麻10g，羌活12g，防风12g，黄芩12g，甘草6g，全蝎6g，炒香附15g，茺蔚子15g。

10剂，水煎服，早晚各1次，温服。

二诊2013年6月17日：服上药后头痛稍改善，仍失眠、多梦，午后头痛加重，甚至恶心呕吐。

川芎30g，白芷15g，细辛3g，炒白芍15g，炒白芥子10g，炒香附15g，郁李仁10g，生石膏30g，柴胡10g，羌活12g，防风12g，黄芩12g，蔓荆子15g，僵蚕15g，全蝎6g，甘草6g。

10剂，水煎服，早晚各1次，温服。

三诊2013年7月1日：服上药后头痛明显减轻。

川芎30g，白芷15g，菊花15g，蔓荆子15g，细辛3g，升麻10g，茺蔚子5g，生石膏30g，炒香附15g，羌活12g，防风12g，黄芩12g，川牛膝15g，蜈蚣2条，甘草6g。

10剂，水煎服，早晚各1次，温服。

四诊2013年7月17日：服上药后头痛消失，现觉咽痒不适，咳嗽，咯少量白痰，大便溏，日2～3次，舌红苔黄，脉沉弦。治宜疏风宣肺，利咽止咳。

荆芥12g，防风12g，前胡15g，远志12g，炒杏仁12g，桔梗12g，枳壳12g，知母15g，黄芩12g，川贝母6g，陈皮12g，半夏10g，茯苓15g，桑叶15g，甘草6g。

10剂，水煎服，早晚各1次，温服。

按语

患者平素正气不足，加起居不慎，感受风邪，邪气上犯颠顶，清阳之气受阻，气血凝滞，发为头痛，此所谓"伤于风者，上先受之……""高巅之上，唯风可到"。久病入络，患者病程已达 20 年之久，治疗时要考虑这个问题，曾查 CT、TCD（经颅多普勒超声）未见明显异常，排除头部肿瘤可能。治疗应以养血祛风，活络止痛为原则。上方当归、川芎养血祛风，活络止痛；白芷、防风、细辛、羌活、蔓荆子、芫蔚子祛风止痛，散邪；黄芩、菊花清上焦头目之热邪；全蝎通络活络止痛；升麻载药上行，使药直达病所；香附疏肝理气止痛；甘草调和诸药。

"伤于风者，上先受之"，头为"诸阳之会""清阳之府"，居人体最高，六淫之邪上犯清空，阻遏清阳，清阳不升，头窍失养而发生痛症。本患者为外感风邪，上犯颠顶，清阳之气受阻，气血凝滞，而发头痛。治疗选用选奇汤加减，旨在养血祛风，活络止痛。选奇汤出自《兰室秘藏》，治疗风热上扰的头痛眩晕、眉棱骨痛效果较好，在此多加入当归、川芎、细辛等活血通窍，以及全蝎、蜈蚣等虫类药物，对症治疗。头痛病位在上，多加用升麻或柴胡、荷叶轻清之品，载药上行，使药直达病所。选奇汤在临床上治疗头风病，一般要加重川芎用量，可达 30g，细辛 3g，加全蝎、蜈蚣虫类药物，可提高疗效。

六、中风

（一）周某，男，62 岁，2013 年 7 月 3 日初诊。

患者 8 日前无明显诱因出现头晕，恶心，左侧半身不遂，之后以"脑梗死"于郑州市第七人民医院住院治疗（药物不详），治疗 17 日后好转出院。现左下肢呈划圈步态，行走无力，左手指不能伸直，握物无力，抬举不能过肩，口角歪斜，语言不利，大便干结，1～2 日一行，饮食一般，查舌红苔黄，脉弦滑。既往史：糖尿病病史 6 年。辅助检查：头颅 CT 示脑梗死。

辨证：中经络，气虚血瘀。

治法：益气通经活络。

处方：生黄芪 30g，当归 15g，川芎 15g，赤芍 12g，桃仁 10g，红花 10g，地龙 15g，白附子 10g，僵蚕 15g，全蝎 9g，天麻 15g，钩藤 15g，桑枝 15g，秦艽 15g，甘草 6g。

7 剂，水煎服，早晚各 1 次，温服。

二诊 2013 年 7 月 10 日：服上药 7 剂仍感手指麻木，吐字不清，余症如前，BP120/70mmHg。

照上方加减：生黄芪 30g，当归 15g，川芎 15g，赤芍 12g，桃仁 10g，红花 10g，地龙 15g，白附子 10g，僵蚕 15g，全蝎 9g，菖蒲 12g，远志 12g，郁金 12g，桑枝 15g，甘草 6g。

7 剂，水煎服，早晚各 1 次，温服。

三诊 2013 年 7 月 17 日：服上药 7 剂后，手指已能伸直，手握物有力，说话也较前好转，行走无力，大便干，3 日一行，舌淡红，苔黄、根部厚，脉沉弦。

照上方加减：生黄芪 30g，当归 15g，川芎 15g，赤芍 12g，桃仁 10g，红花 10g，地龙 15g，白附子 10g，僵蚕 15g，全蝎 10g，菖蒲 12g，远志 12g，郁金 12g，桑枝 30g，甘草 6g，钩藤 15g。

7 剂，水煎服，早晚各 1 次，温服。

四诊 2013 年 7 月 24 日：服上药后手指活动自如，握力稍弱，说话较前好转，仍觉行走无力，大便干，1～2 日一行，BP 120/80mmHg。

生黄芪 30g，当归 15g，川芎 15g，赤芍 15g，桃仁 10g，红花 10g，地龙 15g，桑枝 30g，桂枝 15g，羌活 12g，防风 12g，秦艽 15g，川续断 15g，薏苡仁 30g，全蝎 9g。

7 剂，水煎服，早晚各 1 次，温服。

按语

患者气血不足，脉络实虚，风邪乘虚入中，气血痹阻所致，正如《灵枢·刺节真邪》云："虚邪偏客于身半，其入深，内居荣卫，荣卫稍衰则真气去，邪气独留，发为偏枯。"王清任指出，中风半身不遂、偏身麻木由气虚血瘀所致，该病的病位在心、脑，与肝、肾密切相关，病理因素是气、血、瘀等，证属本虚标实，故治疗以补益元气为先，辅以活血化瘀、通经活络，兼化痰开窍，方选补阳还五汤加减治疗。方中黄芪大补元气为治本之法，旨在补气以行血；辅以当归养血活血，用川芎、赤芍、桃仁、红花以加强当归的活血作用；地龙、桑枝、秦艽通经活络；白附子、僵蚕、全蝎为牵正散，祛风通络解痉，为口角歪斜、语言不利而设；天麻、钩藤平肝潜阳息风；甘草调和诸药。

患者平素气血不足，又因劳作不慎，风邪乘脉络空虚之时而入，气血痹阻不通，筋脉失养，则见半身肢体偏废失用；外风引动内风，风痰闭阻经络则口角歪斜、语言不利。此证属气虚血瘀之证，故治疗则用益气通络活络之法，方选补阳还五汤合牵正散，加用通经络之品治疗。补阳还五汤治疗中风病的应用比较广泛，从近几年的临床应用来看，除个别禁忌证外，都可使用。但要注意生黄芪的用量问题，用量不宜过大，一般用30g；在患者无舌苔黄燥少津等情况下，对中风后遗症患者，确有疗效，加用虫类药物可以提高疗效。

补阳还五汤对中风后遗症疗效确切，不论出血还是缺血；且病程短者疗效更好，黄芪用量在30g左右，血压高者可减量或去除不用；该方在临床还可用于多种病症，如风寒湿痹、口眼歪斜等。

（二）时某，女，65岁，2014年3月9日初诊。

患者4个月前在夜间休息时突发左侧半身不遂，急到某医院救治，诊为"脑梗死"，住院治疗两周后好转出院。现在上肢活动不利，抬举不能过肩，左手握物无力，左下肢行走无力，语言不清，苔白无泛红，脉弦细。既往史：15年前曾患"脑梗死"经住院治疗痊愈。辅助检查：头颅CT示脑梗死。

辨证：气虚血瘀。

治法：补气行血，通经活络。

处方：生黄芪 15g，当归 15g，赤芍 15g，桃仁 10g，红花 10g，地龙 10g，川木瓜 30g，川牛膝 30g，川续断 15g，桑枝 30g，鸡血藤 10g，蜈蚣 2 条。

25 剂，水煎服，早晚各 1 次，温服。

二诊：患者服用上药后，左上肢活动改善，握物较以前有力，左下肢行走亦好转，语言较前清楚，舌泛红，苔白，脉弦细。

处方：生黄芪 30g，当归 15g，赤芍 15g，桃仁 10g，红花 10g，地龙 10g，川木瓜 30g，川牛膝 30g，川续断 15g，桑枝 30g，蜈蚣 2 条，小白花蛇 2 条。

以上药物共研为末，装胶囊，每日 3 次，每次 5 粒。

按语

对于中风后遗症，无论脑梗死或脑出血，凡血压不高或轻微增高者，均可使用补阳还五汤加减治疗，特别是后遗症初期，配合肢体功能锻炼，效果明显。方中生黄芪补气以行血，当归、赤芍、桃仁、红花养血活血化瘀，地龙、川木瓜、川牛膝、桑枝通筋活络，蜈蚣、小白花蛇加强通经活络之力，亦具有针对"久病入络"，解决络阻问题之意义。

中风的病机繁多复杂，有虚（阴虚、血虚）、火（心火、肝火）、风（肝风、外风）、痰（风痰、湿痰）、气（气逆、气滞）、血（血瘀），在临床辨证时要注意区分。对中风后遗症期的治疗，可将辨证与辨病相结合，无论缺血型或出血型，均可使用补阳还五汤治疗，往往获得好的疗效。对血压偏高的患者，黄芪减量使用。

（三）王某，女，49 岁，2015 年 2 月 11 日初诊。

患者 4 年前自觉左侧肢体麻木，未予重视，自行口服木瓜丸、维生素 B_1 片等效差，近 1 个月来明显加重。现左侧肢体麻木，伴行走无力，怕冷，时有头晕，心慌，纳可，眠差，二便可，舌淡红苔黄，脉沉细无力。辅助检查：BP 92/60mmHg。头颅 MRA 示：①颅内动脉硬性改变；②椎 - 基底动脉迂曲；③右侧大脑后动脉轻度局限性狭窄。

辨证：气虚血瘀。

治法：益气通经活络。

处方：生黄芪 60g，当归 15g，川芎 15g，赤芍 15g，桃仁 10g，红花 10g，地龙 15g，桂枝 15g，桑枝 15g，羌活 12g，防风 12g，木瓜 15g，秦艽 15g，川续断 15g，薏苡仁 30g，炙甘草 6g。

7 剂，水煎服，每日 1 剂，早晚温服。

二诊：患者服用上药后，左侧肢体麻木稍改善，下肢行走亦好转，头晕、心慌消失，查舌红，苔干黄，脉弦细。

生黄芪 30g，当归 15g，川芎 15g，赤芍 15g，桃仁 10g，红花 10g，地龙 15g，桂枝 15g，桑枝 15g，羌活 12g，木瓜 15g，秦艽 15g，川续断 15g，薏苡仁 30g，炙甘草 10g。

16 剂，水煎服，每日 1 剂，早晚温服。

按语

患者以左侧肢体麻木为主诉，诊为中风先兆，伴见头晕，行走无力，脉弦细无力，故辨证为气虚血瘀型。因患者平素气血亏虚或脾胃受损，气血生化不足，气为血之帅，气虚则血行无力，脑髓及肢体失于濡养，则肢体麻木，行走无力，头晕；心失所养则心慌，睡眠差；脉道失充，鼓动无力则见脉沉细无力。用补阳还五汤加减治疗，方用生黄芪补气以行血；当归、川芎、赤芍、桃仁、红花、地龙活血行血祛瘀；桂枝、桑枝、木瓜、秦艽、羌活温通经脉；川续断补肝肾、强筋骨；薏苡仁健脾祛湿，利关节；炙甘草补气调中。

七、口僻

王某，女，26 岁。

患者 4 日前洗澡后骑车外出，后返回家中发现右侧口角歪斜，喝水时漏水，右眼闭合不全，时有迎风流泪，急至社区诊所，外贴膏药，效果不甚明显。后到医院门诊就诊，查舌淡红，苔薄白。查头颅 CT 无异常。

辨证：风邪外袭。

治法：养血祛风，通络止痉。

处方：当归 15g，白芍 15g，菊花 15g，细辛 3g，薄荷 10g，白芷 12g，钩藤 15g，橘络 10g，制白附子 10g，僵蚕 15g，全蝎 12g，甘草 6g。

7 剂，水煎服，每日 1 剂，分 2 次温服。

二诊：患者服药后，右侧口角歪斜好转，饮水时已不漏水，右眼闭合较以前改善，余症同前。守上方加防风 10g，羌活 6g，秦艽 10g。

15 剂，水煎服，每日 1 剂，分 2 次服。另用药渣敷左面部，每次 15 分钟。

按语

患者虽正值身体强壮之时，但身体正气亏虚，又因洗澡之后肌腠大开，脉络亏虚，卫外不固，风淫之邪乘虚而入中面部经络，致使气血痹阻，经筋功能失调而面纵不收。处方中，制白附子入阳明经而善走头目，尤其善散头目之风；僵蚕、全蝎祛风止痉；当归、白芍养血活血；菊花、薄荷、白芷疏散外邪；钩藤平肝潜阳，息内风；细辛祛风散寒，通窍止痛；橘络通络化痰散结；甘草调和诸药。

口僻多发病突然，因风导致面神经痉挛，局部缺血，水肿，使面神经受压，神经营养缺乏，变性，或因茎乳孔内急性非化脓性面神经炎，引起面神经麻痹。根据临床表现，中医治疗分两种。初期以养血祛风通络为主，恢复期益气通经活络为主。初期用牵正散加减，加用当归、白芍、细辛、白芷、防风等散邪祛风药；恢复期用补阳还五汤合牵正散，使瘀邪得散，气血得通，经筋功能恢复正常。

八、眩晕

（一）梁某，女，43岁，2013年2月21日初诊。

患者40日前，无诱因出现晕眩，意识模糊，持续2～3分钟，小便失禁，经他人叫醒后汗出，心慌，当时无恶心、呕吐，血压130/80mmHg，急送到医院，查CT无异常。现症：头晕，头沉，乏力，无心慌，无恶心呕吐。舌红，苔薄白，脉沉细。辅助检查：头部CT检查无异常。

辨证：气血亏虚。

治法：补益气血，调养心脾。

处方：太子参15g，麦冬15g，五味子12g，炙黄芪30g，炒白术12g，防风10g，桂枝12g，生白芍15g，丹参15g，炙远志12g，炙百合15g，黄精15g，仙鹤草30g，大枣5枚，生姜3片。7剂，水煎服。

二诊2013年2月28日：服上药后头晕，头沉好转，2日前骑车外出，当晚再次出现眩晕，短暂意识模糊，持续1～2分钟，醒后恶心，呕吐，胃脘部胀满，舌质红，苔薄白，脉沉细。

太子参15g，麦冬15g，五味子12g，炙黄芪30g，桂枝12g，生白芍15g，炒白术12g，防风12g，丹参15g，炙远志12g，炙百合15g，黄精10g，仙鹤草30g，龙眼肉30g，炙甘草10g，生姜3片，大枣5枚。7剂，水煎服。

三诊2013年3月7日：服用上药后头晕明显减轻，诸症改善，仍按上方用10剂，调整巩固疗效。

按语

患者女性，本质体虚，加上操劳家务过度，气血两虚，气虚则清阳不升，血虚则清窍失养，故发为眩晕；汗出、心慌、小便失禁均为气脱之候；脉沉细亦为气血不足之表现。故治疗以补益气血、调养心脾为大法。处方选用生脉散补益气血，合桂枝汤在于调理阴阳，调补中气；方中还有玉屏风散成分，补脾益气，固表止汗，加黄精、仙鹤草亦有益气固脾作用。方中太子参、麦冬、五味子为生脉饮，功在补气益血；炙远志、炙百合、丹参养心安神；炒白术、甘草、大枣、生姜益气调中，以资血源；炙黄芪补气；生白芍养血；桂枝通阳；黄精补肾填精；仙鹤草有调心率作用。二诊在上方基础上加用龙眼肉，加大补心血作用。

此类患者多因体质偏弱，免疫能力低下，不能适应周围生活或工作环境。治疗要从扶正固本入手，用生脉散，再配合桂枝汤调和阴阳、调和营卫，加用玉屏风散共奏其效。本例眩晕主要属血管神经性眩晕，多见于青年女性，情绪紧张，气候闷热，加之疼痛、疲劳、恐惧、饥饿等情况可诱发本病。

（二）高某，男，57岁，2012年9月7日初诊。

患者近3个月来自觉头晕，耳鸣，当地卫生所予天麻胶囊效果不佳，遂至门诊。现症：头晕，耳鸣，头重如裹，胸闷，呕吐痰涎，食少多寐，舌苔白稍腻，脉细滑。血压130/80mmHg。

辨证：痰湿中阻。

治法：化痰祛湿，健脾和胃。

处方：陈皮10g，半夏10g，茯苓15g，菊花15g，白术15g，天麻15g，丹参15g，葛根30g，猪苓15g，泽泻30g，仙鹤草30g，荷叶15g，甘草6g。

7剂，水煎服，早晚各1次，温服。

二诊2012年9月15日：服上药后头晕，头重如裹，胸闷症状略改善，呕吐痰涎，饮食较以前好转，舌苔白，脉滑。

陈皮10g，半夏10g，茯苓15g，菊花15g，白术15g，天麻15g，丹参15g，葛根30g，猪苓15g，泽泻30g，仙鹤草30g，荷叶15g，甘草6g，代赭石30g，苍术15g。

15剂，水煎服，早晚各1次，温服。

三诊2012年10月1日：服上药后头晕消失，头重，胸闷症状缓解，耳鸣减轻，饮食恢复正常，舌苔薄白，脉细，用杞菊地黄丸调理善后。

按语

患者体态偏胖，嗜食肥甘厚味，损伤脾胃，以致健运失司，水饮内停，积聚生痰，痰阻中焦，清阳不升，故头窍耳目失养。《灵枢·卫气》说"上虚则眩"，《金匮要略·痰饮咳嗽病脉证并治》说"心下有支饮，其人苦冒眩，泽泻汤主之"；《丹溪心法·头眩》中强调"无痰则不作眩"，提出了痰水致眩学说；《景岳全书·眩运》中提出"无虚不能作眩"；《医学正传·眩运》曰："大抵人肥白而作眩者，治宜清痰降火为先，而兼补气之药，人黑瘦而作眩者，治宜滋阴降火为要，而带抑肝之剂。"上方中，半夏、陈皮健脾燥湿化痰；白术、茯苓健脾化痰湿；菊花、天麻平肝息风，祛风止头晕；泽泻、猪苓利水渗湿，使水湿之邪从小便排出；丹参养心安神；葛根、荷叶升清阳；甘草调和诸药；仙鹤草有平眩止晕作用。诸药共成祛湿化痰，平肝息风，止眩之效。二诊方在上方基础上加代赭石息鸣，苍术加强燥湿作用。

眩晕的病因有饮食不节、情志不遂、体虚劳倦、跌仆损伤等；病位主要在清窍，与肝、脾、肾三脏有关；常见证型有肝阳上亢、肾精不足、气血亏虚、痰湿内蕴、瘀血阻络，根据标本缓急分别采取平肝、息风、清火、化痰、化瘀等法治其标，用补益气血、滋补肝肾等法以治其本。在临床上要警惕"眩晕乃中风之渐"，对于肝肾阴亏、肝阳上亢导致的眩晕，若不及时治疗，阳亢化风，可夹痰夹火，窜走顶隧，可能导致中风的发生。临床要严密观察患者病情变化，及时处理，防止病态发展。

眩晕在临床上分虚、实两种：虚证较多见，为清窍失养所致；实证多风，风邪扰乱清窍而发病。本病例因痰湿中阻，清阳不升所致，治以化痰祛湿，健脾和胃。

（三）王某，男，42岁，2014年8月20日初诊。

患者近2年经常发生头痛、头晕，在当地医院诊为"高血压"，检查血压145/100mmHg，每日口服洛汀新10mg，施慧达

2.5mg，血压仍不能维持在正常水平，特来门诊求治。诉头痛，头晕时轻时重，伴心烦急躁、失眠、口苦、纳呆，舌红苔黄腻，脉弦滑。既往史：高血压病2年。辅助检查：血压150/95mmHg。

辨证：肝火上炎，肝阳上亢。

治法：清肝泻火，平肝潜阳。

处方：葛根30g，赤芍25g，钩藤25g，天麻12g，地龙15g，莲子心10g，天冬15g，麦冬25g，龙齿30g，知母10g，珍珠母30g，川牛膝15g，黄连10g，水牛角粉3g，龟甲25g（先煎），鳖甲25g（先煎）。

15剂，水煎服，早晚各1次，温服。嘱慎起居，调情志。

二诊：患者服上药后头痛、头晕减轻，心烦急躁、口苦均改善，余症同前。

处方：葛根30g，赤芍25g，钩藤25g，天麻12g，地龙15g，莲子心10g，天冬25g，麦冬25g，龙齿30g，知母6g，珍珠母30g，川牛膝15g，黄连10g，水牛角粉10g，龟甲25g，醋鳖甲25g。

25剂，水煎服，早晚各1次，温服。嘱调畅情志。

按语

本例患者头痛，头晕，伴见心烦急躁、口苦、不寐等表现，高血压病史2年，可以辨证为肝火上炎、肝阳上亢。临床症状比较典型，所以治疗从清肝泻火、平肝潜阳入手，取得疗效。这类病例在临床中比较常见。方中天麻、钩藤、龙齿、珍珠母平肝潜阳，水牛角、赤芍、黄连、知母活血泻火解毒，麦冬、天冬、龟甲、鳖甲养阴敛阳，川牛膝引血下行，莲子心清心火。

头痛首先应分外感、内伤。外感为邪扰清空，经络不通所致；内伤多与肝、脾、胃功能失调有关。故在临床辨证时要注意辨查头痛病程长短，疼痛的部位及特点，以及其他影响因素等，以便准确辨证。本例患者肝阳上亢，肝火上炎，治以平肝息风潜阳为原则。

（四）徐某，男，59 岁，2014 年 1 月 30 日初诊。

1 周前，患者饮酒食肉后发生头晕目眩，如坐舟船，恶心呕吐，急到当地卫生所诊治，经输液治疗后好转（用药不详）。现头晕欲倒，无活动时恶心呕吐，胸闷，舌淡苔白，脉沉滑。辅助检查：头颅 CT 未见异常。

辨证：痰浊中阻，清阳不升。

治法：化痰和胃，息风平眩。

处方：陈皮 12g，姜半夏 10g，茯苓 15g，枳壳 12g，竹茹 12g，菊花 15g，白术 12g，天麻 15g，泽泻 15g，丹参 15g，葛根 30g，猪苓 15g，仙鹤草 30g，甘草 6g。

10 剂，水煎服，早晚各 1 次，温服。

二诊：服上药后觉头晕好转，胸闷改善，恶心症状消失，余症同前。

处方：陈皮 12g，姜半夏 10g，茯苓 15g，枳壳 12g，竹茹 12g，菊花 15g，白术 12g，天麻 15g，泽泻 15g，丹参 15g，葛根 30g，猪苓 15g，仙鹤草 30g，川牛膝 15g，磁石 15g，甘草 6g。

10 剂，水煎服，早晚各 1 次，温服。

按语

本例患者脾胃素虚，加之饮酒食肉，饮食失调，致痰浊内生，阻滞中焦，清阳不升，髓窍失养而发生眩晕。故治疗采用化痰和胃，平眩息风，升清止眩之法。方中陈皮、姜半夏、茯苓、竹茹、白术化痰祛湿健脾；猪苓、泽泻利湿，使小便得排；菊花、天麻、磁石平眩息风；枳壳化痰利气；丹参活血改善循环；葛根升清；川牛膝补肝肾，资下元；仙鹤草有止眩晕作用；甘草调和诸药。

对于本型眩晕病例，若患者痰饮水湿较甚，舌苔白厚腻显著，加用藿香、佩兰等芳香化浊之品。另外，升清药的应用也很重要，如葛根、天麻等。

（五）陈某，男，54岁，2014年2月1日初诊。

患者5日前无明显诱因出现头昏沉，不清醒，自认为休息不佳所致，近日有所加重，前来就诊。除上述症状外，现症：身体无力，胸闷，纳食不佳，久倦，舌质淡苔白腻，脉弦细。

辨证：痰浊中阻，清阳不升。

治法：化痰息风，健脾升清。

处方：茯苓15g，桂枝12g，白术15g，葛根15g，荷叶15g，天麻10g，枳壳12g，竹茹15g，川芎15g，半夏10g，甘草6g。

7剂，水煎服，每日1剂，早晚各1次，温服。嘱禁食生冷油腻之物。

二诊：患者服上药后，自觉头昏沉减轻，饮食亦有改善，仍有胸闷乏力，舌苔白腻，脉弦细。

处方：茯苓15g，桂枝12g，白术15g，葛根30g，荷叶15g，天麻10g，枳壳12g，竹茹15g，川芎15g，半夏10g，佩兰10g，苍术15g，甘草6g。

12剂，水煎服，早晚各1次，温服。

按语

眩晕在临床中非常多见，查其病因病机，可谓多种多样。本例患者因平素饮食不节，损伤脾胃，脾失健运，痰湿内生，痰浊中阻，清阳不升，髓海失于充养，故见眩晕、胸闷、纳差。治疗采用化痰息风，健脾升清。方用半夏、佩兰、苍术、竹茹化痰祛湿；茯苓、白术健脾化痰，杜绝生痰之源；桂枝通阳利水；枳壳开气化痰；葛根、荷叶升举清阳；川芎活血开窍，清利头目；甘草调和诸药。

眩晕在临床上分虚、实两种情况，且虚证者较多见。虚证因脑窍失养所致，实证因风、火、痰、瘀扰乱清空而发病。本病例因痰浊中阻，清阳不升致病，治以祛湿化痰、健脾和胃、升清，方选半夏白术天麻汤、温胆汤、泽泻汤加减化裁治疗。若患者以舌体胖大、舌苔白腻、脉弦滑为主要临床特征，用"升清降浊汤"（苓桂术甘汤、半夏白术天麻汤、泽泻汤加减化裁而来）治疗效果更佳。

（六）尚某，女，56岁，2013年10月4日初诊。

3年前劳累后出现阵发性头晕，严重时伴恶心欲吐，头蒙头重，耳鸣，休息后可缓解，无视物旋转。现伴乏力、心慌、失眠多梦，纳可，二便调。舌质红，苔黄，脉弦滑。既往史：高血压、风湿性关节炎、颈椎病、红斑性胃炎。体格检查：BP 140/86mmHg（服用降压药）。辅助检查：头颅CT、MRI无异常。彩超：轻度脂肪肝。

辨证：痰饮上逆。

治法：化痰息风升清。

处方：陈皮12g，半夏10g，茯苓15g，菊花15g，白术12g，天麻15g，丹参15g，葛根30g，桑叶15g，苍术12g，荷叶15g，升麻10g，猪苓15g，泽泻30g，甘草6g。6剂，水煎服。

二诊2013年10月10日：服上药后，头晕减轻，口干欲饮，口苦口臭，舌尖及舌周灼痛，晨起颜面及双手肿胀，夜眠多梦，舌质红，苔黄，脉沉弦。守上方去苍术，加枳壳12g，继服7剂。

按语

上方由半夏白术天麻汤合清震汤加减。《医学心悟》中半夏白术天麻汤燥湿化痰，平肝息风。主治痰饮上逆，痰厥头痛者，胸膈多痰，动则眩晕，恶心呕吐。方中以半夏燥湿化痰、降逆止呕，天麻平肝息风而止头眩，为君；白术运脾燥湿，茯苓健脾渗湿为臣；陈皮理气化痰，为佐；甘草调和诸药为使。诸药相伍，共奏燥湿化痰、平肝息风之功。清震汤方组成：升麻、苍术、葛根、甘草、鲜荷叶。主治外感阳明经头痛，额前作痛，心烦痞满，呕哕。升麻味甘，气升，能解百毒。苍术辛烈，燥湿强脾，能辟瘴疠。荷叶色青气香，形仰象震，能助胃中清阳上行。用甘温辛散药以升发之，使邪从上越，且固胃气，使邪不传里。

（七）花某，女，59 岁，2015 年 3 月 20 日初诊。

患者 5 年前无明显诱因出现发作性眩晕，发作无规律，常伴有头晕如坐舟船，恶心，呕吐，多口服"止晕眩药"缓解，但始终不能根治，近 2 个月明显加重，由平时 3～5 个月发作 1 次增加到每月或 3 周发作 1 次，发作时自觉头晕目眩，恶心、呕吐、耳鸣、胸闷、纳呆，二便可，舌红，苔白腻，脉弦滑。辅助检查：颅脑 CT 未见异常。

辨证：痰湿内蕴，清阳不升。

治法：化痰健脾，升清平眩。

处方：姜半夏 10g，茯苓 15g，泽泻 15g，竹茹 15g，藿香 10g，佩兰 12g，磁石 15g，菊花 10g，天麻 15g，丹参 15g，猪苓 15g，葛根 15g，川牛膝 15g。

16 剂，水煎服，早晚各 1 次，温服。

二诊：患者服上药后眩晕未再作，仍诉头晕，胸闷，纳差，耳鸣。经问诊多次发现，患者有嗜食白糖习惯，每日 1～2 次，每次 30～50g，嘱其不能再食糖。查苔白腻，脉弦滑。

姜半夏 12g，茯苓 15g，猪苓 15g，泽泻 30g，竹茹 15g，藿香 10g，佩兰 12g，磁石 15g，菊花 15g，天麻 15g，丹参 15g，葛根 15g，川牛膝 15g。

10 剂，水煎服，早晚各 1 次。

患者服后未再发作眩晕，取上药 30 剂巩固治疗。

按语

眩晕在临床中较常见，本病是发作性的，伴天旋地转，恶心呕吐并不多见，本案多因患者饮食无度，损伤脾胃，以致健运失司，水湿内侵，积聚成痰，痰阻中焦，清阳不升，头窍失养，发为眩晕，患者胸闷、耳鸣、恶心呕吐均为痰湿积聚中焦之象，通过利小便使痰湿有出路。竹茹和胃止呕；磁石、菊花、天麻平肝止咳；丹参活血安神；葛根载药上行，升清降浊；藿香、佩兰加重化湿和中作用；牛膝补肝肾、强筋骨。

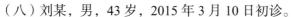

（八）刘某，男，43 岁，2015 年 3 月 10 日初诊。

患者 1 日前劳累后出现发作性一过性头晕，自认为是劳累过度，未予重视，后又发生头晕，发作无时，每次发作 2～4 秒钟，且频频发作，伴胸闷、恶心及呕吐，二便调，饮食尚可，舌质红，苔薄白，脉弦细。体格检查：血压 110/80mmHg。辅助检查：颈部及头颅血管彩超未见明显异常。

辨证：肝肾阴虚，肝阳上升。

治法：滋肾养肝，潜阳升清。

处方：熟地黄 15g，山萸肉 15g，山药 15g，牡丹皮 12g，茯苓 15g，泽泻 15g，枸杞子 15g，菊花 10g，白术 12g，天麻 15g，白蒺藜 10g，葛根 30g，荷叶 10g，仙鹤草 30g，甘草 6g。

7 剂，水煎服，早晚各 1 次，温服。嘱注意休息，勿劳累。

二诊：患者服用上药之后，不但头晕发作次数减少，且头晕程度减轻，余症同前，效不更方。10 剂，水煎服，早晚各 1 次，温服。

按语

本例患者属眩晕范畴，《素问·至真要大论》曰："诸风掉眩，皆属于肝。"《灵枢·海论》曰："髓海不足，则脑转耳鸣，胫酸眩冒。"从以上经典中可以看出眩晕的病因。患者本体阴亏，又情志失调，致使肝肾阴亏，水不涵木，阴不维阳，阳亢于上，上扰头目而发病。故治疗以滋养肝肾之阴为主，佐以潜阳升清，方用杞菊地黄丸加减治疗。药用熟地黄、山萸肉、山药、牡丹皮、茯苓、泽泻、枸杞子、菊花滋养肝肾之阴，清利头目；天麻、白蒺藜平肝潜阳；白术健脾补后天之本，以滋生化之源泉；葛根、荷叶升举清阳之气；仙鹤草补益强壮作用，有改善耳部循环、止眩晕作用；甘草调和诸药。

该患者是虚证眩晕，由肝肾阴虚、肝阳上亢而发病。本型眩晕从症状上看为虚证导致的眩晕，症状亦较轻，但发作频繁，注意鉴别，选用杞菊地黄丸加减以滋补肝肾、平抑潜阳之法，效果明显。

九、痞满

（一）海某，男，38 岁，2015 年 3 月 2 日初诊。

患者 2 周前醉酒后，上腹部胀满，在家自服健胃消食片、吗丁啉片等药，症状改善不明显，遂来门诊求治。查体上腹部膨隆，按之柔软无疼痛，纳差，舌苔白厚腻，脉弦。既往史：有饮酒史 3 年，每周 2 次左右，每次约 150mL 白酒。

辨证：痰湿中阻。

治法：除湿化痰，理气和中。

处方：陈皮 10g，姜半夏 12g，丹参 15g，檀香 6g，炒鸡内金 10g，炒神曲 15g，炒莱菔子 15g，紫苏梗 10g，枳壳 12g，炒白芍 12g，柴胡 12g，甘草 6g。

7 剂，水煎服，每日 1 剂，早晚各 1 次，温服。

二诊：患者服用上药之后，自觉上腹部胀满好转，饮食较以前增多，舌苔由厚腻转为苔白。

柴胡 12g，枳壳 12g，姜半夏 10g，陈皮 12g，炒鸡内金 15g，炒神曲 30g，炒莱菔子 15g，紫苏梗 10g，炒白芍 15g，甘草 6g。

10 剂，水煎服，早晚各 1 次，温服。嘱忌饮酒，忌食生冷油腻食物，调畅情志。

按语

痞满以自觉心下痞满，胀闷，触之无形，按之柔软无压痛为诊断要点，其辨证先区分虚实。其病机是感受外邪，内伤饮食，情志失调引起中焦气机不利，脾胃升降失职而发生本病。《伤寒论》中指出："满而不痛者为痞。""心下满而硬痛者，此为结胸。"所以对本病的诊断一定要准确。本例因饮酒之后发生，且舌苔白厚腻，得嗳气稍舒，可见为实证，辨证为痰湿中阻型。患者长期饮酒，损伤脾胃，脾虚内生痰湿，痰湿阻滞中焦气机，致使脾胃升降功能失常，出现上腹部胀满，嗳气则胀满稍改善；脾胃升降

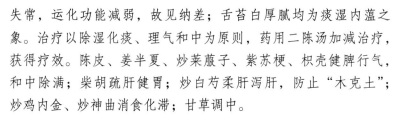

失常，运化功能减弱，故见纳差；舌苔白厚腻均为痰湿内蕴之象。治疗以除湿化痰、理气和中为原则，药用二陈汤加减治疗，获得疗效。陈皮、姜半夏、炒莱菔子、紫苏梗、枳壳健脾行气，和中除满；柴胡疏肝健胃；炒白芍柔肝泻肝，防止"木克土"；炒鸡内金、炒神曲消食化滞；甘草调中。

（二）李某，女，42岁，2014年8月1日初诊。

2个月前，患者过食肉食后出现上腹部胀满，嗳气，自行口服健胃消食片等效果欠佳。近几日症状有所加重，特来就诊。现自觉上腹部胀满，食后尤甚，得嗳气腹胀减轻，偶有过食后上腹部灼热感，舌苔白腻，脉弦滑。

辨证：肝气犯胃，痰浊中阻。

治法：疏肝理气，健胃导滞。

处方：柴胡10g，炒白芍12g，枳壳15g，陈皮10g，姜半夏10g，茯苓15g，炒莱菔子30g，炒鸡内金10g，炒山楂15g，甘草6g，煅瓦楞子15g，浙贝母10g。7剂，水煎服，早晚各1次，温服。嘱禁食生冷油腻食物，调情志。

二诊：服上药后自觉上腹部胀满改善，嗳气亦有好转，余症同前。

柴胡12g，炒白芍12g，枳壳12g，丹参15g，檀香6g，砂仁10g（后下），陈皮12g，姜半夏12g，茯苓15g，炒莱菔子30g，炒鸡内金15g，焦山楂10g，焦神曲10g，焦麦芽10g，甘草6g，生姜3片。7剂，水煎服，早晚各1次。

按语

痞满以上腹部胀满、痞塞不通为自觉症状，且多在饮食之后加重，得嗳气症状改善。其直接病机为胃气不降。胃以降为顺，胃气不降冲逆而上，气机不畅，痰浊中阻，食饮壅塞不通，而致本病发生。该例患者因情志不畅致肝气犯胃，胃升降失和所致。肝主疏泄而喜条达，肝气郁发不得疏泄，横逆犯胃而使胃气不得下降。治疗在健胃的基础上加用疏肝理气以求治。本方用柴胡、枳壳、檀香、炒白芍疏肝理气，陈皮、砂仁理脾和胃，姜半夏、茯苓降逆化浊，炒莱菔子、炒鸡内金、焦三仙消食化滞，生姜和胃，丹参活血止痛，甘草调和诸药。

（三）韩某，男，32岁，2013年1月18日初诊。

1年前无明显诱因出现上腹胀闷，嗳气，口苦，两胁肋时隐痛，情绪不畅时加重，尿黄，矢气少，舌质红，苔黄，脉沉弦。既往史、过敏史、体格检查无异常。彩超：肝弥漫性回声改变，胆囊壁毛糙，脾稍大。

辨证：肝气郁结，气郁中焦。

治法：疏肝理气，软坚散结。

处方：柴胡15g，白芍15g，枳壳12g，炒香附15g，鸡内金30g，郁金30g，生牡蛎30g，茵陈15g，车前子15g，焦山楂15g，焦神曲15g，焦麦芽15g，茯苓15g，虎杖15g，苏梗12g，莱菔子30g，甘草6g。12剂，水煎服。

二诊2013年2月1日：服上药后，上腹胀满明显缓解，仍有口苦、尿黄，舌质红，苔黄厚，脉沉弦。守上方去虎杖、茯苓，加天竺黄、青皮、川芎。

柴胡15g，白芍15g，枳壳12g，炒香附15g，鸡内金30g，郁金12g，天竺黄30g，生牡蛎30g，莱菔子30g，茵陈15g，车前子15g，焦山楂15g，焦神曲15g，焦麦芽15g，苏梗12g，青皮12g，川芎15g，甘草6g。12剂，水煎服。

按语

《景岳全书·痞满》曰："怒气暴伤，肝气未平而痞者。"而《伤寒论》云："胃中不和，心下痞硬，干噫食臭。""谷不化，腹中雷鸣，心下痞硬而满。"患者平素饮食失节，损伤脾胃，加上情志失调，肝气郁滞，失去疏泄，横逆乘脾犯胃，致使脾升胃降功能失职而发为痞满。病变涉及脾、肝、胃等。中焦气机不利，脾胃升降失职为本病的病机关键所在。所以治疗原则是调理脾胃升降、行气除痞消滞，根据具体情况再随症加减，全局考虑。方中柴胡、枳壳、炒香附、郁金疏肝理气解郁；白芍酸敛肝阳，养血柔肝止痛，泻肝之太过；生牡蛎软坚散结；鸡内金、焦三仙消积滞导，降胃和逆；虎杖、茵陈、车前子清热利湿；茯苓健脾祛湿；炒莱菔子、苏梗消滞除痞；甘草调和诸药。

本患者饮食不节在先，又情志抑郁，肝气郁滞，肝气横逆乘脾犯胃，导致脾胃（中焦）功能失调，脾失升、胃不降而发为痞滞，属肝脾不调之证。脾胃失职，气机升降失调则见上腹部闷胀、痞塞、嗳气等；肝郁化火则口苦；肝郁失于疏泄，筋脉不利则两胁胀滞、疼痛。故治疗用疏肝理气、软坚散结之法。疏肝则脾胃升降功能得复，软坚则痞滞得消，随症又增加清热利湿、健脾消积之药等。旨在使中焦气机疏利，脾胃升降功能恢复，则诸症得除。本病要考虑到肝在全身气机中的重要性，所以疏肝以理脾胃（中焦）之气机；要注意，益血柔肝敛阴药物的应用目的是抑肝，平肝之太过。

柴胡疏肝散出自《证治准绳》，为疏肝理气之代表方剂。功能疏肝解郁，行气止痛，主治肝气郁滞证：胁肋疼痛，或寒热往来，嗳气太息，脘腹胀满，脉弦。现代常用于肝炎、慢性胃炎、胆囊炎、肋间神经痛等属肝郁气滞者。该患者肝气郁结，不得疏泄，气郁导致血滞，故见胁肋疼痛诸症；气郁中焦，脾胃升降失常，致上腹闷胀，嗳气，矢气少；气郁化火见口苦，尿黄，舌质红，苔黄。柴胡疏肝散方为四逆散去枳实，加青皮、枳壳、川芎、香附，增强了疏肝行气、活血止痛之效，加苏梗、莱菔子加强了行气消胀之力。天竺黄、茵陈舒利肝胆邪热，故服后肝气条达，血脉通畅，痛止而诸症亦除。

（四）柴某，女，45岁。

患者在20日前与家人生气后出现上腹部痞满不适，伴见嗳气、呕吐，腹胀，矢气少，纳差，自行服用健胃消食片、山楂效果不明显。查舌淡，苔白腻，脉细。

辨证：肝气郁滞。

治法：疏肝理气，和中健脾消痞。

方剂：香附 10g，砂仁 6g，党参 10g，炒白术 12g，茯苓 15g，陈皮 12g，姜半夏 10g，焦山楂 10g，焦神曲 10g，焦麦芽 10g，广木香 10g，丹参 10g，檀香 6g。

15 剂，水煎服，早晚各 1 次，温服。

二诊：服上药后，上腹部痞满好转，腹胀改善，已有矢气，自觉腹中舒适，舌淡。效不更方，照上方再取 15 剂服用。

按语

患者脾胃素虚，肝气郁滞，致中焦气机不利，脾胃升降失职，出现一系列症状，治以疏肝健脾和中为原则。上方中党参、白术、茯苓益气健脾，以复运化受纳之功；陈皮、姜半夏化痰消痞；香附、砂仁、广木香疏肝理气调中；丹参、檀香调中止痛；焦三仙消食化滞。

《伤寒论》指出："满而不痛者，此为痞。"又说："心下满而硬痛者，此为结胸也……"《景岳全书》还指出："凡有邪有滞而痞者，实痞也，无物无滞而痞者，虚痞也……实痞实满者，可消可散，虚痞虚满者，非大加温补不可。"本病病位在胃，与脾关系密切；病机关键在于中焦气机不利，脾胃升降失职。本病例以本虚为主，又有标实，故用香砂六君子汤合丹参饮加减。

（五）祁某，男，38 岁，2012 年 11 月 12 日初诊。

患者 2 个月前因家庭经济纠纷与别人争执后出现胃脘胀满，于当地人民医院诊为"慢性胃炎"，口服胃复康等药物效果不明显，特来门诊就诊。现症：胃脘部胀满，痛闷，心烦意乱，喜太息，嗳气，口苦，大便不爽，舌质暗红，苔薄白，脉弦滑。辅助检查：胃镜示慢性胃炎。

辨证：肝胃不和。

治法：疏肝解郁，和胃消痞。

处方：柴胡 10g，炒白芍 15g，枳壳 12g，陈皮 12g，半夏 10g，茯苓 15g，丹参 15g，檀香 6g，砂仁 6g，炒莱菔子 30g，苏梗 12g，鸡内金 15g，神曲 15g，甘草 6g。

3 剂，水煎服，早晚各 1 次，温服。

二诊 2012 年 11 月 16 日：服用上药后胃脘部胀满大减，心烦易怒改善，偶有嗳气，舌质暗红，脉弦较前缓和。

柴胡 12g，炒白芍 15g，枳壳 15g，陈皮 12g，姜半夏 10g，茯苓 15g，丹参 15g，檀香 6g，砂仁 6g，炒莱菔子 30g，苏梗 12g，鸡内金 15g，神曲 15g，甘草 6g。

10 剂，水煎服，早晚各 1 次，温服

三诊 2012 年 12 月 8 日：服上药后诸症消失，予柴胡疏肝散调理善后。

按语

患者平常性格内向，因家庭经济纠纷与人争执，抑郁恼怒，情志不遂，肝气郁结，失于疏泄，横逆乘脾犯胃，脾胃升降失常。脾气受损，运化不力，胃失和降，气机不畅，发为胃痞；肝气郁结则出现心烦意乱，易怒，善太息，口苦，脉弦等症。本病涉及脾、肝、胃，脾主升清，胃主降浊，清升浊降则气机调畅，肝主疏泄，调节脾胃气机。本病由中焦气机不利，脾胃升降失职所致。方中柴胡、枳壳疏肝散结；白芍柔肝和胃，陈皮、半夏、茯苓行气化湿和胃；丹参、檀香、砂仁行气和血，消胀除满；鸡内金、神曲助胃消化；甘草调和诸药；莱菔子、苏梗消胀除痞降胃气。

临床上胃痞常以胃脘痞塞、满闷不痛、按之较硬而无痛为主要表现，发于胃脘，源于肝脾，多因湿阻、气滞、食积、郁热等，为中焦气机不利、脾胃升降失常所致。治疗以调和脾胃、行

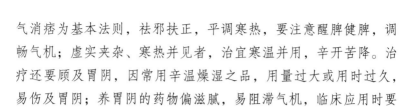

气消痞为基本法则，祛邪扶正，平调寒热，要注意醒脾健脾，调畅气机；虚实夹杂、寒热并见者，治宜寒温并用，辛开苦降。治疗还要顾及胃阴，因常用辛温燥湿之品，用量过大或用时过久，易伤及胃阴；养胃阴的药物偏滋腻，易阻滞气机，临床应用时要多加注意。

十、胃痛

（一）张某，女，32 岁，2013 年 11 月 21 日初诊。

3 年前无明显诱因出现胃脘部阵发性疼痛，偶有呃逆，气短，无烧心、反酸，夜寐可，小便正常，大便黏滞不爽，矢气少。舌质淡，苔薄黄，脉弦细。既往史：慢性胃炎。

辨证：肝胃不和。

治法：理气消导和胃。

处方：柴胡 15g，白芍 15，枳壳 12g，香附 15g，青皮 12g，高良姜 10g，丹参 15g，檀香 6g，砂仁 12g，陈皮 12g，莱菔子 30g，延胡索 15g，川楝子 12g，神曲 15g，甘草 6g。

7 剂，水煎服。

二诊 2014 年 11 月 28 日：服上药后，胃痛，大便黏滞缓解，但仍时有呃逆，心慌。守上方去莱菔子、延胡索，加半夏、茯苓。7 剂，水煎服。

按语

选方以柴胡疏肝散合丹参饮加减而成。丹参饮来源于《时方歌括》卷下："丹参一两（30g），檀香、砂仁各一钱半（4.5g）。"主治血瘀气滞，心胃诸痛。功用：活血祛瘀，行气止痛。丹参用量较大，现代药理研究发现其主要有抑菌、抗炎、镇静、镇痛、抗凝、扩冠等作用。柴胡疏肝散出自《证治准绳》，为疏肝理气之代表方剂。功能疏肝解郁，行气止痛。主治胁肋疼痛，或寒热往来，嗳气，喜太息，脘腹胀满，脉弦等肝郁气滞证。患者胃脘部阵发性疼痛，偶有呃逆，气短，大便黏滞不爽，矢气少，此为肝气郁滞、横逆犯胃之象。无反酸、烧心提示患者以肝气郁滞为主，尚无肝郁化热。组方应以疏肝理气为主，合用檀香、砂仁醒脾和胃，疏理胃气，全方疏肝以利气滞胃痛。

（二）王某，男，32岁，2014年8月12日初诊。

患者8年前饮酒后出现节律性、阵发性胃脘疼痛，疼痛多发生于空腹及夜间，每次发作持续1小时左右，进食后疼痛缓解，伴有反酸、烧心、嗳气，口甜，纳差，大便溏，每日2次。至当地医院查胃镜，提示十二指肠球部溃疡。予奥美拉唑肠溶胶囊（20mg）治疗4周，症状消失。此后患者反复出现上述症状，自行口服奥美拉唑肠溶胶囊20mg，每日2次，疼痛可减轻。20日前，患者因饮食不慎，上述症状加重，口微苦，自行服用奥美拉唑肠溶胶囊，症状缓解不明显，遂来就诊。查体：剑突下及右上腹压痛阳性，无反跳痛。舌质淡，苔薄黄，舌两边齿痕，舌下脉络显露，脉沉。胃镜：镜下可见胃底胃体黏膜水肿、充血，散在点片状糜烂，十二指肠球部前壁可见一不规则片状溃疡，大小约0.5cm×1.3cm，基底部覆污秽苔，周边黏膜水肿、充血，镜下幽门螺杆菌阴性，余未见异常。

辨证：脾胃虚弱证。

治法：健脾益气，和胃止痛。

处方：党参15g，茯苓10g，炒白术10g，炙甘草6g，陈皮12g，半夏9g，丹参20g，檀香3g，砂仁6g，白及12g，海螵蛸30g，煅瓦楞30g，连翘15g。

7剂，水煎服，每日1剂，早晚两次分服。

二诊2015年9月5日：患者嗳气、反酸、烧心消失，胃脘疼痛明显减轻，剑突下及右上腹压痛减轻。去海螵蛸、煅瓦楞，加炒蒲黄9g，五灵脂9g，继服7剂。

三诊2015年9月12日：患者胃脘疼痛基本消失，因情绪波动，胃脘痞满不适，舌质暗淡，苔薄白，舌下脉络显露，脉沉弦。上方去白及、连翘，加九香虫 9g，刺猬皮 9g。7 剂，水煎服，每日 1 剂。

四诊 2015 年 9 月 20 日：查胃镜提示十二指肠球部前壁见一白色条形瘢痕，周边黏膜轻度充血、水肿，余胃黏膜未见明显异常。镜下诊断：十二指肠球部溃疡（S2 期）。此后服药巩固治疗 3 周，停药。嘱饮食规律、调畅情志。电话随访 1 年，患者未再出现不适。

按语

该病例为反复发作之消化性溃疡，常见并发症有出血、穿孔、梗阻及癌变，患者十二指肠球部大溃疡，出血及穿孔风险较大，如不及时控制病情，预后不良。段海辰认为，患者虽为中青年男性，但其素体脾胃虚弱，加之饮食不慎损伤脾胃，致使运化失职，气机不畅，血行受阻，失其濡养，胃痛反复发作。结合患者舌脉辨证为脾胃虚弱证，兼有湿阻。气虚日久，推动无力，血脉瘀阻，可见舌下脉络显露；湿郁日久，郁而化热，故而苔薄黄。因证立法，随证选方。立法为健脾益气燥湿，方选六君子汤为主，并在此基础上辅以丹参、檀香、砂仁、白及等行气活血之品，使气血条达，促进糜烂及溃疡的愈合。患者反酸烧心，予海螵蛸、煅瓦楞以制酸止痛；另白及入胃经，能祛腐逐瘀生新；连翘功能清热解毒、消肿散结，为"疮家之圣药"，故加连翘清郁热、消肿疡。二诊时患者嗳气、反酸、烧心消失，故减海螵蛸、煅瓦楞；但仍有胃脘疼痛，加失笑散加强行气活血止痛之效。三诊时胃脘疼痛基本消失，但舌下脉络仍显露，提示血瘀证仍存在，故继续益气活血；苔薄白，热象已去，去连翘、白及；因情绪变化致肝气郁结，乘克中土，而见胃脘痞满，加九香虫、刺猬皮行气散滞，化瘀止痛。3 周后复查胃镜溃疡已愈合。继续巩固治疗至 6 周停药。平素注意调摄，1 年未复发。

十一、泄泻

李某，女，28 岁，2013 年 8 月 3 日初诊。

患者 6 个月前劳累后食用冰糕，出现腹痛、腹泻，当时未重视，近 1 周病情加重，现腹痛、腹泻，日 2 ～ 3 次，晨起即泻，伴上腹部胀满等，进食肉类食物后加重，舌苔薄、质淡，脉沉细。

辨证：脾肾亏虚。

治法：健脾温中止泻。

处方：党参 15g，炒白术 15g，茯苓 15g，山药 15g，焦山楂 30g，炒神曲 15g，炮姜 10g，煨诃子 10g，煨肉蔻 10g，炒薏苡仁 30g，车前子 15g，石榴皮 15g，乌梅 15g，甘草 6g。

7 剂，水煎服，早晚各 1 次，温服。

二诊 2013 年 8 月 10 日：服上药后腹痛、腹泻减轻，上腹部胀满也改善。仍有晨起即泻，饭后软大便，便溏，每日 2 次，伴全身乏力。

党参 15g，炒白术 15g，茯苓 15g，山药 30g，焦山楂 5g，焦神曲 5g，焦麦芽 5g，炮姜 10g，煨诃子 10g，煨肉蔻 10g，炒薏苡仁 30g，车前子 15g，石榴皮 15g，炙甘草 6g。

10 剂，水煎服，早晚各 1 次，温服。

按语

《素问·举痛论》曰："寒气客于小肠，小肠不得成聚，故后泄腹痛矣。"而《素问·脏气法时论》曰："脾病者……虚则腹满肠鸣，飧泄食不化。"《景岳全书·泄泻》说："凡泄泻之病，多由水谷不分，故以利水为上策。"前人对腹痛泄泻的病因、病机及治疗都提出了较为全面的认识。本案患者虽年轻力壮，但脾肾素弱，又因食冷后发病，故脾肾受损，脾失健运，运化失职，水谷不化，积谷为滞，湿滞内生，遂成泄泻。该病的病位在肠，脾失健运是关键，同时和肝肾关系密切相关，治疗以健脾温中止泻为原则。上方中党参、炒白术、山药补脾益气扶正；焦山楂、炒神曲消积化滞和胃；茯苓、薏苡仁健脾祛湿止泻；炮姜温中散寒止痛；煨肉蔻、石榴皮、乌梅、煨诃子均有涩肠止泻作用；车前子旨在"利小便而实大便"；甘草调和诸药。以上药物共奏健脾益气，温中散寒，涩肠止泻作用。

本患者脾肾素虚，又因食冷后发生腹泻、腹痛，脾肾虚弱、寒冰伤中败胃，致脾失健运，水谷不化，积谷生滞，湿滞内生而发腹泻，气滞不通则痛；因腹泻已久，脾虚及肾，脾肾两虚，而早晨又是一日中寒气最甚之时，两寒相行，故晨起即泻。治疗以健脾益气温中药为主。在本病中，要注意观察患者有无肾阳虚的表现，因腹泻较久，易出现脾损及肾的病理变化，方中用炮姜、煨肉蔻等药物，也有温中散寒止痛作用；如出现肾阳虚表现，可加用温肾药物如补骨脂、干姜等药。

泄泻的病机是脾虚湿盛，运化功能失调，肠道分清泌浊，传导功能失司。故治疗以运脾化湿为原则，在辨清寒、热、虚、实的基础上，分别采用温补、通下的方法进行治疗。

十二、消渴

刘某，男，42岁，2013年2月16日初诊。

患者近2个月无明显诱因出现口渴多饮，每日能饮水3000～5000mL，尿频10余次，心烦易急，口舌生疮，未曾给予治疗，查舌质暗红，苔薄黄，脉细稍数。辅助检查：血糖、尿糖均在正常范围内。

辨证：阴虚内热。

治法：益气养阴生津。

处方：太子参15g，麦冬15g，五味子12g，知母15g，石膏30g，熟地黄15g，生地黄15g，石斛15g，葛根30g，荷叶15g，覆盆子15g，益智仁15g，生山药15g，炙甘草6g。

10剂，水煎服。

二诊 2013 年 2 月 26 日：服用上药后口渴多饮明显减轻，尿量、尿次减少，心烦易急也改善，口疮痊愈，舌质暗红，苔薄白，脉弦细。

太子参 15g，麦冬 15g，五味子 12g，知母 15g，石膏 30g，熟地黄 15g，天花粉 30g，生地黄 15g，石斛 15g，葛根 30g，荷叶 15g，覆盆子 15g，益智仁 15g，生山药 15g，炙甘草 6g。

15 剂，水煎服，早晚各 1 次，温服。

三诊 2013 年 3 月 10 日：患者服上药后口渴多饮基本得到控制，尿频恢复正常，舌红，苔薄白，脉细。照上方取 4 剂，打碎为末做水丸，长期巩固疗效。

按语

患者长期过食肥甘厚味，辛辣温燥，损伤脾胃，致脾胃运行失职，积热内蕴，化燥伤津，消耗阴液，发为消渴。《素问•奇病论》说："此肥美之所发也，此人必数食甘美而多肥也，肥者令人内热，甘者令人中满，故其气上溢，转为消渴。"热扰心神则心烦易急，热壅血瘀内腐则口舌生疮，舌质暗红，脉细数均为阴虚内热之象。上方用太子参、麦冬、五味子、石斛益气养阴生津，熟地黄、生地黄、知母、石膏、天花粉清热泻火生津，葛根止渴生津，荷叶升清止渴，生山药益脾生津，覆盆子、益智仁补肾固精缩尿。诸药共奏益气养阴、生津、固精缩尿之功用。

消渴是以多饮、多食、多尿及消瘦为临床特征的一种慢性病，临床将其分为上消、中消、下消，一般多依据患者的症状体征来分类，病位主要在肺、胃（脾）、肾，尤与肾的关系最为密切，治疗以清热润燥、养阴生津为基本治法，对不同的类别，侧重点也不一样，其多易发生血脉瘀滞、阴损及阳的病变，以及发生各种并发症，故应注意及时发现、诊断和治疗。本例属阴虚内热型，用生脉散益气养阴，用叶天士玉泉散清热养阴生津，又加荷叶升清止渴，覆盆子、益智仁补肾固精缩尿，取得好的疗效。

依据本病症状体征，可诊为"消渴"，且以阴虚内热为突出表现，故治以养阴清热为原则，选生脉散和玉泉散加减治疗比较妥当，有此基础，根据患者具体情况，增加生津止渴、固精缩尿之品，虚实兼顾。

十三、内伤发热

闫某，女，32岁，2013年2月1日初诊。

患者20日前因受凉后感冒发热，头晕，自行口服维C银翘片后症状改善，2日后查体温37.9℃，再服维C银翘片等效果不佳，特来诊治。查体温37.9℃，头痛，全身酸困，胸闷脘痞，不思饮食，渴不多饮，大便稀薄，舌苔白腻略黄，脉滑数。辅助检查：血常规（−）。

辨证：湿郁发热。

治法：燥湿化痰，清热解毒，和中。

方剂：藿香15g，厚朴15g，白豆蔻15g，薏苡仁30g，炒杏仁15g，滑石30g，竹叶15g，柴胡12g，半夏10g，茯苓15g，黄芩12g，金银花30g，连翘15g，葛根30g，甘草6g。

3剂，水煎服。

二诊2013年2月4日：服上药后仍有低热（37.5℃），胸闷减轻，思饮食，舌苔薄白，脉滑。

藿香15g，厚朴15g，白豆蔻15g，薏苡仁30g，炒杏仁15g，滑石30g，竹叶15g，柴胡12g，半夏10g，茯苓15g，黄芩12g，金银花30g，连翘15g，葛根30g，甘草6g。

10剂，水煎服，每日1剂，早晚各1次，口服。

三诊2013年2月15日：服上药3剂时低热已退，服10剂后胸痞消失，饮食如常，舌苔薄白，脉缓和。

按语

内伤发热病机比较复杂，可由多种病因同时引起，分型包括气滞血瘀、气阴两虚、气血两虚等。本证患者饮食失调，脾胃受损，运化失职，以致痰湿内生，郁而化热，进而引起湿郁发热，郁热充斥肌肤则发热，热扰清窍则头痛，湿热阻滞中焦气机则胸闷脘痞、不思饮食、渴不欲饮水，舌苔白腻脉滑数为湿热内蕴之象。治疗用三仁汤加减。三仁汤组方严谨，其中杏仁宣利上焦肺气、行气化湿；白豆蔻、藿香、厚朴、半夏化湿，行气，宽中，畅中焦之气；生薏苡仁利水渗湿，使湿热从下焦而去；加柴胡、葛根合黄芩、金银花、连翘退热；甘草调和诸药。发热是症状，其根本是痰湿阻滞，所以治疗要化湿清热、调中。

十四、痹证

（一）爱某，女，43岁，2014年4月6日初诊。

患者10年前在室外等人（当时为冬季，气温较低）约1个小时后，出现左侧肢体畏风怕冷，伴酸困无力，颈部、背部冰凉，僵硬，曾多次检查类风湿因子未见异常，月经周期、经量均正常，余无不适。

辨证：卫阳不足型。

治法：益气温阳固本。

处方：玉屏风散合桂枝汤加减。

生黄芪30g，白术12g，防风10g，桂枝10g，白芍15g，山萸肉15g，川续断15g，淫羊藿30g，巴戟天30g，炒杜仲15g，黄精15g，制附子6g，干姜10g，大枣5枚。

7剂，水煎服，每日1剂，早晚各1次，温服。

二诊2014年4月15日：服上药后，左侧肢体畏风怕冷明显改善，余症同前。

处方：生黄芪30g，白术12g，防风10g，桂枝15g，炒白芍15g，山萸肉15g，巴戟天30g，淫羊藿30g，黄精15g，川续断15g，杜仲15g，当归15g，干姜15g，制附子3g，炙甘草6g，大枣5枚，生姜3片。

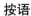

按语

患者因阳气不足，卫表失和而致发本病。阳气不足则肢体失于温养而见畏风怕冷；气虚则肢体乏困无力；风寒之邪侵袭肢体，经气不利，故见颈部僵硬。治疗应以益气温阳固本为原则，方选用玉屏风散益气固表实本。桂枝汤调和营卫，又加入温肾助阳之品。生黄芪、白术、防风、大枣益气固表，实腠理；白芍、桂枝、大枣、生姜、甘草调和营卫，温通经络；当归养血活血；山萸肉、巴戟天、川续断、淫羊藿、杜仲、黄精温肾益肝，补而不燥；制附子、干姜温阳散寒，补阳气不足。

本例患者属卫阳不足，卫表失和导致肢体畏风怕冷，方选玉屏风散合桂枝汤。玉屏风散有益气固表，实腠理作用；桂枝汤调和营卫，通达内外。二者共奏益气温阳固本之效。在临床上可依病情可加入附子、干姜、淫羊藿、炒杜仲、黄精温肾助阳之品。

（二）李某，男，50岁，2016年7月21日初诊。

患者自觉右足趾红、肿、热、痛2年，得冰稍舒，伴口渴，心烦，舌质红，苔黄，脉滑数，曾多处求治，口服多种中西药，效果不佳。辅助检查无异常。

辨证：湿热阻络。

治法：清热利湿，舒筋活络。

方剂：四物汤和四妙丸加减。

当归12g，生地黄15g，赤芍15g，牡丹皮12g，黄柏10g，忍冬藤30g，苍术12g，薏苡仁15g，防风12g，防己10g，川萆薢15g，土茯苓30g，川牛膝15g，地龙15g，甘草6g。

15剂，水煎服。

二诊：患者服上药后，右足趾红、肿、热、痛稍改善，口渴，心烦亦好转，查舌质红苔燥，脉滑。上方加乳香6g。20剂，水煎服，每日1剂，口服。

按语

患者正气不足，感受风湿热之邪，致使肌肉、关节、经络痹阻不通而发为本病。邪热阻滞，气血不通，则足部红肿热痛，耗伤津液则见口渴、心烦，舌质红，苔黄，脉滑数均为热象。本病以瘀、热、湿为主要矛盾特点，治以清热养阴、活血祛瘀、利湿、舒筋壮骨。对病久入络患者，加用搜风通络之药，如全蝎、蛇蜕、乌梢蛇等药物，可提高疗效。四物汤清热养阴、凉血祛瘀，配合四妙丸清热利湿、舒筋壮骨。方中当归、生地黄、赤芍、牡丹皮养血活血，清热止痛；黄柏、忍冬藤加强清热之力；苍术、薏苡仁祛除湿邪；防风、防己除风；川草薢、土茯苓祛风除湿，利关节；牛膝、地龙舒筋通络止痛；甘草调和诸药。

本病多由机体正气不足，又感受风、湿、热之外邪，使肌肉、关节、经络痹阻不通而发病。邪热阻滞气血致局部红、肿、热、痛；热伤津液则口渴、心烦。本病以瘀、热、湿为主要矛盾，多先用四物汤合四妙丸加减治疗。四物汤清热养阴、凉血祛瘀，合四妙丸清热利湿、舒筋壮骨。对痹证日久不愈者，宜加用土鳖虫、全蝎、蜈蚣、乌梢蛇等搜风通络之品，疼痛明显加制乳香、制没药。

（三）吕某，男，50岁，2017年8月10日初诊。

2年前，患者劳累后在屋外休息，不慎受风出现左手指骨痉挛、麻木，得热痛减，遇寒加重，曾口服附子、干姜等温经散寒药物效果不佳。饮食一般，大便正常，舌质暗红，苔薄白，脉细。辅助检查：颈椎CT、风湿四项等无异常。

辨证：风寒湿痹。

治法：补气行血，通络止痛。

处方：生黄芪30g，当归15g，川芎10g，赤芍12g，桃仁10g，红花10g，地龙15g，蛇蜕2条，桑枝15g，忍冬藤15g，羌活10g，防风12g，薏苡仁15g，桂枝12g，甘草6g。

10剂，水煎服，早晚各1次，温服。

二诊：服上药后，左手指疼痛减轻，麻木亦有改善，仍有左上肢畏寒怕冷现象，余症如前。

生黄芪 30g，当归 12g，川芎 15g，赤芍 10g，桃仁 10g，红花 10g，地龙 15g，蛇蜕 2 条，桑枝 30g，忍冬藤 15g，羌活 12g，防风 10g，桂枝 15g，制附子 6g，甘草 6g。

20 剂，水煎服，早晚各 1 次，温服。

按语

患者正气亏虚，复因劳累后受风寒湿邪，邪气乘虚而入，正气为邪阻，不能宣行，留滞而凝结气血，久而成痹。治疗就以补气行血为原则，佐使通经活络之品，使气足血行，邪去而病愈。生黄芪、当归补气养血，川芎、赤芍、桃仁、红花活血祛瘀止痛，地龙、蛇蜕、桑枝、忍冬藤通经活络，羌活、防风、薏苡仁祛风除湿散寒，桂枝温通经脉、散寒止痛，甘草调和诸药。

《类证治裁·痹证》曰："诸痹……良由营卫先虚，腠理不密，风寒湿乘虚内袭，正气为邪所阻，不能宣行，因而留滞，气血凝滞，久而成痹。"从以上可以看出，痹证多由正气亏虚在先，而后复感邪气，邪气留滞因而发病，故可先用补阳还五汤；用生黄芪鼓动人体之气，而推动血液运行；加桃仁、红花以祛瘀，血行瘀去，则闭阻之邪得开；又加地龙、蛇蜕、忍冬藤通络之品，使络中之邪去；羌活、防风散风，桂枝通阳。诸药共达补气行血、活络祛邪之功。

"痹"有闭阻不通之意，因风寒湿热闭阻经络，影响气血运行，而导致肢体疼痛、麻木等。在临床中，治疗风寒湿痹，一般用补阳还五汤加减。一者黄芪能补益扶正，气足则血行有力；二者方中桃仁、红花、地龙等活血化瘀通络；三者可据病情，加用祛风寒、除湿之品。故选用本方治疗该证实属妥当之举。

（四）王某，男，43 岁，2015 年 7 月 1 日初诊。

2 个月前，患者无明显诱因出现右膝关节轻微疼痛，活动后加重，自认为是劳累所致，未用药治疗，后逐渐加重。近 1 周右膝疼痛明显，且轻度红肿，得凉稍舒，伴全身怠倦困重、纳差、便溏，查舌红，苔黄厚腻，脉弦数。

辨证：风湿热痹。

治法：清热通络，祛风除湿。

处方：当归 15g，生地黄 15g，生白芍 15g，牡丹皮 12g，黄柏 6g，苍术 15g，木瓜 15g，金银花 10g，土茯苓 15g，地龙 10g，川牛膝 15g，防风 10g，甘草 6g。

10 剂，水煎服，早晚各 1 次，温服。

二诊：患者服用上药之后，右膝关节疼痛稍好转，仍觉全身困倦、纳差、便溏，舌红，苔薄白，脉弦数。

当归 15g，赤芍 15g，生地黄 15g，牡丹皮 12g，黄柏 10g，苍术 15g，木瓜 15g，川牛膝 15g，金银花 15g，土茯苓 30g，地龙 15g，防风 10g，生甘草 6g。

20 剂，水煎服，早晚各 1 次，温服。嘱禁食辛辣食物，禁饮酒等。

按语

患者以"右膝部红肿痛"为主诉，中医诊为"痹证"。痹证因风、寒、湿、热等邪气闭阻经络，影响气血运行，导致肢体筋骨、关节等处疼痛。本病例伴全身困重、纳差、便溏、舌苔黄厚等表现，故诊为风湿热痹。湿热之邪阻滞经络，血脉不通，不通则痛，患者体内有脾虚湿盛（内湿易引动外湿），湿性重浊，故觉全身困重；湿邪扰胃则纳差；脾喜燥恶湿，体内湿盛，影响脾之运化功能则见便溏；舌红苔黄厚，脉弦数均为湿热之象。治疗要清热通络、祛风除湿，方用四妙丸加减治疗，取得疗效。黄柏、苍术、赤芍、生地黄、牡丹皮清热凉血，消肿止痛；当归养血活血；白芍缓急止痛；木瓜、牛膝舒筋活络，止痛；金银花加强清热作用；土茯苓清利湿热；防风祛风止痛；地龙活络；甘草调和诸药。

痹证应先分清寒热。本型属风湿热痹，由风、湿、热邪壅滞经脉，气血痹阻不通所致，根据病因，采取清热利湿、舒筋活络的治疗方法。方选四物汤合四妙丸加减。用四物汤的目的是清热凉血祛瘀，四妙丸清热利湿、舒筋壮骨，依据患者的实际情况酌情加用防风、防己、土茯苓、地龙、川木瓜等加强祛风湿、通经络作用。

（五）刘某，女，54岁，2014年6月2日初诊。

患者2个月前劳累后出现腰部疼痛，右下肢活动不便，至当地诊所口服"续筋活血片"、外贴"止疼膏"后效果不佳，来诊。检查见腰部疼痛，右下肢困重并活动不利，胃脘处下坠感，纳呆，舌淡苔白，脉沉细。辅助检查：CT示腰椎间盘脱出。

辨证：中气不足。

治法：补中益气，强筋健骨。

处方：炒白术18g，炙甘草10g，党参12g，当归15g，陈皮10g，黄芪15g，天麻10g，柴胡12g，川续断18g，炒杜仲15g。

6剂，水煎服，早晚各1次，温服。嘱勿劳作。

二诊：口服上药后，患者自觉腰痛及右下肢疲困明显改善，活动较以前好转，胃脘部下坠感消失，舌淡苔白，脉沉细。

处方：炒白术18g，炙甘草10g，党参12g，当归15g，陈皮10g，黄芪15g，天麻10g，柴胡12g，川续断18g，炒杜仲15g，炒二丑12g。

10剂，水煎服，早晚各1次，温服。嘱注意休息，勿劳累。

按语

腰椎间盘脱出在临床上比较多见，特别是青壮年患者。本病属中医"腰痛""痹证"等范畴，中医分型多有寒湿、湿热、瘀血、肾虚型。一个偶然机会受李发枝老师启发，用补中益气汤加强筋健骨之品治疗腰椎间脱出症。本例患者常见中气下陷表现，故选用该法尝试。脾主升清，中气充足则维持人体脾胃正常功能，中气不足则下陷，脾主肌肉，中气不足则肌肉痿软无力，腰椎间盘脱出也是肌肉痿软而失约的表现，故以补中益气汤升举中气，使肌肉充养，腰椎间盘脱出得以恢复。方中炒白术健脾生肌；黄芪、党参、炙甘草补中焦之气；陈皮理气；天麻、柴胡升举升清；川续断、炒杜仲补肝肾，强筋骨，壮腰府；当归养血活血；炒二丑养治"闪腰岔气"。

腰痛的基本病机是筋脉痹阻，腰府失养。腰痛有外感和内伤之分，外感多与风、寒、湿、热邪气有关，内伤与骨关系密切。本案例以中气不足论治，是一种新的认识，从辨证分析来看，也能自圆其说，关键还是看临床疗效。

（六）徐某，男，51 岁，2013 年 9 月初诊。

患者 2 个月前干农活后出现右下肢麻木，口服木瓜丸、局部贴风湿伤痛膏等，效果不佳。近几天麻木加重明显，且伴右下肢疼痛，坐位明显，舌淡红，苔薄白，脉沉细。辅助检查：腰部 CT 示腰椎间盘突出。

辨证：气虚血瘀，经脉失养。

治法：益气温经，和营通脉。

处方：黄芪 30g，桂枝 15g，赤芍 15g，生姜 3 片，大枣 5 枚，蜈蚣 2 条，川木瓜 30g，鸡血藤 15g，络石藤 15g。

5 剂，水煎服，早晚各 1 次，温服。

二诊：患者服用上药后自觉右下肢麻木减轻，疼痛也明显改善，全无不适，余症同前。

处方：生黄芪 30g，桂枝 12g，赤芍 15g，生姜 3 片，大枣 5 枚，蜈蚣 2 条，川木瓜 30g，川牛膝 30g，鸡血藤 30g，络石藤 30g。

15 剂，水煎服，早晚各 1 次，温服。

按语

"痹"有闭阻不通之意，因风、寒、湿、热邪闭阻经络，影响气血运行而导致肢体疼痛、麻木的发生。本例患者年龄 51 岁，平时生活贫困，劳累过度，气血不足；劳累后感风寒之邪阻滞经络，肢体络脉失于充养，出现肢体麻木、疼痛症状。以"虚"为本，因"虚"致"实"，用黄芪桂枝五物汤加减治疗。黄芪补益正气，桂枝温通阳气，赤芍活络止痛，川木瓜、川牛膝舒筋活络止痛，鸡血藤、络石藤祛风活络。诸药共奏补益气血、通经活络、解痉止痛之功，从而使患者的症状得以缓解。

（七）李某，女，34岁，2014年5月12日初诊。

患者3个月前劳累后用冷水洗衣服，逐渐出现双手指疼痛，曾用红花油外用，效果不佳，现前来门诊求治。查双手指疼痛，遇冷加重，全身乏力，月经推后，量少。

辨证：正气亏虚，风寒湿入侵。

治法：补气行血，祛风散寒除湿，通经活络。

处方：生黄芪15g，当归15g，川芎15g，赤芍10g，桃仁10g，红花10g，地龙10g，桂枝12g，桑枝15g，防风12g，木瓜15g，甘草6g。

10剂，水煎服，早晚各1次，温服。嘱避风寒。

二诊：患者服上药后自觉双手指疼痛较前好转，手指变热，全身乏力改善，余症同前。

处方：生黄芪30g，当归15g，川芎10g，赤芍12g，桃仁10g，红花10g，地龙15g，桂枝15g，桑枝15g，防风12g，川木瓜30g，蜈蚣2条，甘草6g。

20剂，水煎服，早晚各1次，温服。

按语

"正气存内，邪不可干。""邪之所凑，其气必虚。"段海辰临床治疗痹证将辨证与辨病相结合，对中风寒湿痹病程较长者或有明显气血不足表现者，多用补阳还五汤加减治疗，取得较好的疗效。本方用黄芪补气行血，为君药；当归补血活血；川芎、赤芍、桃仁、红花活血化瘀，通络止痛；地龙加强活络作用；桂枝温通阳气，以加快血脉通行；防风、桑枝、木瓜祛风湿，通经络；蜈蚣通经络止痛；甘草调和诸药。

对痹证治疗，先要分清寒、热、虚、实，认清病机理论。本型痹证使用补阳还五汤加减治疗，可获得确切疗效。补阳还五汤还可用于中风后遗症、中风先兆手足指尖麻木者，只要认准病

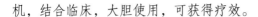

机，结合临床，大胆使用，可获得疗效。

十五、痉证

（一）孙某，男，62岁，2013年6月19日初诊。

7年前无明显诱因出现左眼角部抽动，不能自控，劳累或情绪激动时加重，伴口角歪斜，左瞳孔变小，曾口服卡马西平等药物效果不佳，查舌红苔薄腻，脉沉弦。既往史：高血压6年。辅助检查：BP 140/70mmHg。

辨证：阴血亏虚，风痰闭阻。

治法：养血息风止痉。

处方：当归15g，川芎15g，白芍15g，菊花15g，防风12g，羌活12g，白附子10g，僵蚕15g，全蝎9g，地龙15g，蝉蜕10g，秦艽15g，葛根30g，细辛3g，生牡蛎30g，橘络10g，炙甘草6g。

10剂，水煎服，早晚各1次，口服。

二诊2013年7月19日：服上药后左眼角抽动稍改善，仍见口角歪斜、左眼裂变小，舌红苔腻，脉沉弦。

当归15g，炒白芍30g，菊花15g，防风12g，羌活12g，天麻15g，钩藤15g，秦艽15g，蝉蜕10g，僵蚕15g，全蝎9g，珍珠粉3g，生牡蛎30g，葛根30g，炙甘草6g。

10剂，水煎服，早晚各1次，温服。

按语

《金匮要略方论本义·痉病总论》言："脉者人之正气正血所行之道路也，杂错乎邪风、邪湿、邪寒，则脉行之道路必阻塞壅滞，而拘急痉挛之证更矣。"《杂病广要·痉》言："盖人百骸九窍，必本气血荣养……足得血始能步，掌得血而能握，目得血而能视等之可见。盖筋脉无血荣养，则强直不能运动。"从以上可以看出，痉病多以血虚经络失养为本，外邪中于机体，阻塞壅滞经筋为标。本患者有高血压病史6年，肝阳素亢，加上饮食生活起居不慎致使阴血损耗过度。阴血亏虚，并风夹痰闭阻面部经络，筋脉肌肉失养致本病发生。具本虚标实特点，治疗应以养血、息风、止痉，故方选牵正散加减，养血活血，祛风通经，息风止痉。上方中当归、白芍、川芎养血活血；菊花、地龙、生牡蛎、珍珠粉、蝉蜕平息内风；白附子、僵蚕、全蝎、橘络化痰祛风，通络解痉；防风、羌活协助祛风解表邪；秦艽、细辛加强通经络作用；葛根既祛外邪又柔筋解痉。方中芍药甘草汤有解痉作用，现在药理研究表明有缓解横纹肌、平滑肌痉挛的作用。

对于本病要认清病机，紧扣病机，讲明病理，让患者配合治疗，长期疗效较好，急于求成则不可；要紧紧围绕患者血虚、内风、痰浊等情况，用牵正散加减治疗常取得良好疗效，增加养血活血药，可以促进解决痰证的根本问题。加入柔润解痉的药物，如葛根、芍药甘草汤以提高疗效；配合使用通络之品，如细辛、地龙、蜈蚣等，也能提高疗效。本病与患者情志关系密切，患者将注意力放在疾病上，会因为疾病而精神高度紧张，不利于疾病恢复。

（二）郭某，男，65岁，2015年2月21日初诊。

患者3年前无明显诱因出现右下肢不自主抖动，伴有行走无力，遇事反应迟钝，近半年上述症状加重，右下肢抖动频繁，无力，曾口服木瓜丸、维生素B_1等药物效果不佳。现伴右上肢无力，活动不利，语言不利，纳可，眠差，二便调，舌苔薄质红，脉弦细。辅助检查：头部CT未见明显异常。

辨证：湿热内蕴，筋脉失养。

治法：养血柔肝，舒筋活络，祛湿热。

处方：当归15g，生白芍30g，秦艽15g，川续断15g，木瓜15g，忍冬藤30g，苍术12g，黄柏12g，薏苡仁30g，川牛膝15g，生牡蛎30g，地龙15g，葛根30g，炙甘草12g。

15剂，水煎服，早晚各1次，温服。

二诊：患者服用上药后，右下肢无力明显改善，但仍不自主抖动，并有憋胀感，尿黄，余症同前。

当归 15g，生白芍 30g，秦艽 15g，川续断 15g，木瓜 15g，忍冬藤 30g，苍术 12g，黄柏 12g，薏苡仁 30g，川牛膝 15g，生牡蛎 30g，地龙 15g，葛根 30g，钩藤 15g，炙甘草 12g。

15 剂，水煎服，早晚各 1 次，温服。

按语

"肝主筋"，筋脉为肝所主，有约束联系和保护骨节肌肉的作用，其依赖肝血的滋养，《景岳全书•痉证》说："痉之为病……其病在筋脉，筋脉拘急，所以反张。其病在血液，血液枯燥，所以筋挛。"所以，病变脏腑除肝之外，尚与心、脾、胃、肾等脏腑密切相关，病变涉及多脏腑。本例患者，湿热之邪内蕴，壅阻经络，气血不足，阴血不得滋养筋脉，发为本病。表现为肢体抖动不能自控。故治疗宜养血柔肝，舒筋活络，祛湿热。方中用当归、生白芍养血柔肝，兼解痉缓急；秦艽、川牛膝、木瓜、忍冬藤舒筋活络；苍术、黄柏清除湿热；川续断补肝肾，强筋骨；生牡蛎、钩藤平肝潜阳，息风止动；葛根加强解肌缓急作用；炙甘草补中益气。

十六、烘热汗出

（一）李某，女，65 岁，2015 年 2 月 11 日初诊。

患者 1 年前无明显诱因出现阵发性烘热，如火烘烤状，伴有汗出，发作无时，曾到当地医院诊为"更年期综合征"，口服知柏地黄汤等效差。现除上症外，兼有心烦急躁，双手足心热，口干渴。舌淡红，苔黄燥，脉弦细。闭经 1 年余。

辨证：阴虚阳亢。

治法：凉血育阴潜阳。

处方：当归 15g，生白芍 15g，秦艽 15g，地骨皮 15g，牡丹皮 15g，银柴胡 10g，知母 15g，青蒿 15g，女贞子 15g，旱莲草 15g，炙鳖甲 30g，生牡蛎 30g，浮小麦 30g，五味子 12g，炙甘草 6g。

10 剂，水煎服，温服。

二诊：患者服用上药后感觉全身烘热汗出稍好转，较用药前发作次数减少，且出现烘热程度减轻，仍有心烦口干渴等，上方加天花粉继服。

处方：当归 15g，生白芍 15g，秦艽 15g，地骨皮 15g，牡丹皮 12g，银柴胡 15g，知母 15g，青蒿 15g，女贞子 15g，旱莲草 15g，炙鳖甲 30g，生牡蛎 30g，浮小麦 30g，五味子 12g，炙甘草 6g，天花粉 30g。

15 剂，水煎服，早晚各 1 次，温服。嘱注意调畅情志，多休息，勿劳累。

按语

患者素体阴虚，复加忧思失眠，营阴暗耗，肾阴益亏，脏腑失养，遂发为经断前后诸证。阴虚阳亢则自觉全身烘热，汗出；肾水不足，不能上济于心，心火独亢，热扰心神，出现心烦急躁，双手、足心发热，口干、渴，均为阴虚内热之表现。治疗用凉血育阴潜阳之法。药用当归、生白芍滋养阴血；用女贞子、旱莲草、炙鳖甲加强滋补肝肾之阴（肝肾同源）；秦艽、地骨皮、牡丹皮、青蒿、银柴胡、知母清退虚热；生牡蛎平肝潜阳；浮小麦、五味子止汗兼除烦；炙甘草益气调中，防止清热药伤中败脾胃，兼调和诸药。

本病多发生于绝经前后妇女，应根据临床表现及舌脉等辨证论治，看患者以阴虚为主，还是阳虚为主，或阴阳两虚，要注意区别。本例以阴虚为主，阴不维阳，虚阳上越，出现诸症。治疗凉血育阴潜阳，左归丸、当归薏苡仁汤加减均可，要根据情况增加清虚热、敛汗等药物。

（二）李某，女，47 岁，2012 年 10 月 8 日初诊。

患者近 2 个月无明显诱因出现烘热汗出，心烦，午后加重，颧红口干等，口服"太太口服液"未见明显效果，特来门诊求

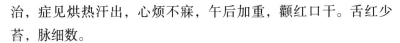

治，症见烘热汗出，心烦不寐，午后加重，颧红口干。舌红少苔，脉细数。

辨证：阴虚火旺。

治法：滋阴降火敛汗。

处方：太子参15g，麦冬15g，五味子15g，秦艽15g，地骨皮15g，青蒿15g，女贞子15g，墨旱莲15g，浮小麦30g，桑叶15g，银柴胡15g，炙甘草6g，大枣6枚。

7剂，水煎服，早晚各1次，温服。

二诊2012年10月16日：患者服药后烘热汗出好转，颧红口干，心烦改善，舌红，苔薄白，脉细数。

太子参15g，麦冬15g，五味子15g，秦艽15g，地骨皮15g，青蒿15g，女贞子15g，墨旱莲15g，浮小麦30g，桑叶15g，银柴胡15g，炙甘草6g，大枣6枚，牡丹皮15g，白芍15g。

7剂，水煎服，早晚各1次，温服。本方加牡丹皮、白芍主要加大凉血养阴作用。

三诊2012年10月24日：服用上药后，烘热汗出明显好转，颧红口干、心烦不寐消失，舌淡红，苔薄白，脉细。照上方继用20剂，后随访得知患者已痊愈。

按语

患者已"七七"之年，此期肾气渐虚，天癸渐竭，又加素体阴虚阳亢，阴虚火旺，故患者症状明显加重，颧红口干，舌红少苔，脉细数，为一派阴虚火旺之象，病机为虚火内灼，迫津外泄。上方用太子参、麦冬、五味子补气养阴，秦艽、地骨皮、青蒿退虚热，女贞子、旱莲草补阴而不腻，五味子、浮小麦敛汗，银柴胡清虚热、退烘热，桑叶祛肌肤之热、养阴润燥，炙甘草调中。本方具有滋阴清热，固表止汗之功效。

汗由津液化生而来，汗多的原因有：一是脾气不足或营卫不和，致卫外不固而津液外泄；二是阴虚火旺或邪热郁蒸，迫津

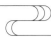

外泄，导致阴阳失调，睡眠不佳，营卫失和，时常汗液外泄。本案患者素体阴虚内热，又加更年期，阴虚内热加重，故见烘热汗出，心烦颧红口干，舌红少苔，脉细数，一派阴虚火旺之象。故治疗采取了滋阴祛热、降火固表敛汗之法，遵"壮水之主，以制阳光"之说，取得良好疗效。

桑叶有较好的敛汗作用，无论虚证或实证，自汗或盗汗，均可使用桑叶。本疾病的辨证中要注意分清病机是以阴虚为主，还是以阴虚火旺为主，在治疗时要有所侧重。

十七、乏力

海某，男，2015年4月15日初诊。

2年前工作繁忙，加班频繁后出现全身乏力，精神差，曾口服西洋参片、归脾丸等药后效果不佳。现全身乏力，精神差，时伴胸闷，气短，腰疼，睡眠表浅，查舌淡红，苔薄白，脉弦细。

体格检查：血压120/80mmHg。

辨证：气阴不足，肝肾亏虚。

治法：补气养阴，滋补肝肾。

处方：太子参15g，麦冬15g，五味子12g，熟地黄15g，山萸肉15g，炒山药15g，牡丹皮12g，茯苓15g，泽泻10g，续断15g，巴戟天30g，淫羊藿30g，黄精15g，甘草6g。

10剂，水煎服，早晚各1次，温服。

二诊：患者服用上药之后，自感全身乏力较前改善，同时胸闷、气短、腰疼也有好转，舌脉同前。

处方：太子参15g，麦冬15g，五味子12g，熟地黄15g，山萸肉15g，炒山药15g，牡丹皮10g，泽泻10g，茯苓15g，续断15g，巴戟天30g，淫羊藿30g，黄精15g，甘草6g。

15剂，水煎服，早晚各1次，温服。嘱患者注意休息，适当调整工作，勿过度劳累。

按语

本患者以全身乏力为主症，因工作劳累过度诱发，西医诊断为疲劳综合征，中医属乏力。患者长期工作劳累，气阴不足，日久则肝肾亏损，四肢关节失于充养，故见全身乏力；心血亏耗则见胸闷、气短；脑髓不养则精神差；肝肾亏损可见腰部疲软。故用生脉散补气阴，六味地黄丸滋补肝肾，又加续断、巴戟天、淫羊藿、黄精补肾强肝，补而不燥，温而不腻，取得临床疗效。

本例患者在临床上特别常见，患者多由生活作息不规律、长期劳累过度等发病，临床表现多为气阴两虚证候。治疗可用生脉散合六味地黄丸加减，根据情况加补肾之药，如续断、巴戟天、淫羊藿、黄精等温润之品。

十八、口疮

李某，男，29岁，2015年7月8日初诊。

患者平常多发口舌溃烂、痤疮，1周前无明显诱因又出现口舌糜烂，伴有灼热疼痛，查右侧下牙龈外侧及舌尖部各有一黄豆大小溃烂，边缘红，上有黄色脓点，时有腹胀满，纳差，舌红，苔黄厚腻，脉弦滑。

辨证：湿热内蕴。

治法：淡渗利湿清热。

处方：三仁汤加减。藿香15g，厚朴15g，生薏苡仁30g，炒杏仁12g，滑石30g，白蔻仁15g，竹叶15g，黄芩12g，枳壳12g，竹茹12g，茯苓15g，金银花30g，连翘15g，白茅根30g，黄连6g，生甘草6g。

7剂，水煎服，早晚各1次，温服。嘱禁食辛辣生冷油腻食物。

二诊：患者服用以上药物之后，自觉口舌糜烂疼痛明显减轻，腹部胀满感也改善，查舌体溃烂已愈，仅留局部红晕，舌红，苔黄变薄，脉弦稍滑。

藿香 10g，厚朴 10g，生薏苡仁 30g，炒杏仁 12g，白蔻仁 10g，竹叶 10g，黄芩 10g，枳壳 12g，竹茹 12g，茯苓 15g，金银花 10g，连翘 10g，白茅根 30g，黄连 6g，生甘草 6g。

7 剂，水煎服，早晚各 1 次，温服。

按语

患者平素为火旺体质，又因饮食失调，嗜食辛辣之品，致使内热蕴生，饮食不节损伤脾胃，脾虚湿邪内生，内热与湿邪蕴结，上泛于舌，热成肉腐，则口舌生疮，影响血脉运行，不通则痛；腹部胀满、纳差等伴见症状均为脾虚湿蕴，脾升胃降之能失常所致。另外，舌红、苔黄厚腻及脉弦滑表现均为湿热内结证候。脾虚为本，内热为标，患者脾虚没有从根本上得到纠正，热邪暂时得清，但易反复。治疗应芳香化湿，淡渗清热，用三仁汤加减治疗。三仁合用，三焦分消，滑石、竹叶、白茅根淡渗清热，厚朴、枳壳除胀，茯苓健脾利湿，金银花、连翘、黄连、黄芩清热解毒除湿，生甘草调和诸药。

临床上反复口疮者比较多见，以青壮年居多。患者多有嗜食辛辣的习惯，一般体质属阴虚火旺体质；又有脾虚湿盛的基础条件，反复发作为常。细查患者临床表现会发现，多有纳差、肢体困重、腹胀便溏，舌红，苔白厚或厚腻，脉弦或滑数，证属湿热内蕴。治疗多采用藿朴夏苓汤或三仁汤加减，配伍金银花、连翘、黄连、黄芩等清热解毒燥湿药，效果更好。

十九、鼻渊

李某，男，32 岁，2013 年 9 月 21 日初诊。

近 1 年自感头昏、头重如裹，鼻塞，鼻流浊涕，遇冷加重，心烦急躁，口干，纳可，二便调。舌质红，苔黄，脉弦滑。既往

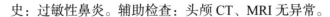

史：过敏性鼻炎。辅助检查：头颅 CT、MRI 无异常。

辨证：风邪上扰。

治法：化饮息风升清。

处方：辛夷 10g，白芷 10g，苍耳子 10g，川芎 10g，黄芩 10g，薄荷 10g，荆芥 10g，知母 10g，黄芩 10g，菊花 10g，乌梅 15g，五味子 10g，甘草 6g。

7 剂，水煎服。

二诊 2013 年 10 月 10 日：服上药后，头昏沉减轻，鼻塞、鼻流浊涕好转，遇冷仍感昏沉。守上方去黄芩、菊花，加干姜 6g，继服 7 剂，好转。

按语

过敏性鼻炎即变应性鼻炎，指特应性个体接触变应原后，主要由 IgE 介导的介质（主要是组胺）释放，并有多种免疫活性细胞和细胞因子等参与的鼻黏膜非感染性炎性疾病。其发生的必要条件有 3 个：特异性抗原即引起机体免疫反应的物质；特应性个体即所谓的个体差异、过敏体质；特异性抗原与特应性个体二者相遇。变应性鼻炎是一个全球性健康问题，可导致许多疾病和劳动力丧失。西医治疗应避免接触变应原，口服或鼻用抗组胺药、糖皮质激素等。

苍耳子散出自《济生方》，为鼻科临床常用方，功效：疏风止痛、通利鼻窍。主治：鼻渊，鼻流浊涕不止。原方用于风邪上攻之鼻渊，临床上急、慢性鼻炎，鼻窦炎及过敏性鼻炎等，证属风邪所致者均可本方加减治疗。方中苍耳子宣通鼻窍，散风止痛；辛夷、薄荷散风通窍；白芷祛风宣肺。诸药合用，具有散风邪、通鼻窍之功。

二十、眼痛

谢某，女，52 岁，2014 年 3 月 8 日初诊。

患者 40 年前外伤后左眼疼痛，发作无时，伴恶心呕吐，汗出，休息后局部疼痛可减轻，入睡困难，大便干 3～4 日一行，查舌苔黄，质红，脉沉弦。辅助检查：查眼底、CT、脑血流未见明显异常。

辨证：风热上扰。

治法：疏风清热，活络止痛。

处方：菊花 30g，桑叶 15g，川芎 30g，白芷 15g，细辛 3g，羌活 12g，防风 12g，僵蚕 15g，蔓荆子 12g，生石膏 60g，天麻 10g，川牛膝 15g，甘草 6g。

15 剂，水煎服，早晚各 1 次，温服。

二诊：服上药后，左眼疼痛未再发作，汗出减少，大便已通畅，入睡困难得到改善，舌红，苔干黄，脉沉弦。

处方：菊花 30g，桑叶 15g，川芎 15g，白芷 15g，细辛 3g，羌活 12g，防风 12g，僵蚕 15g，蔓荆子 15g，黄芩 12g，生石膏 60g，川牛膝 15g，甘草 6g，蝉蜕 10g。

15 剂，水煎服，早晚各 1 次，温服。嘱患者调情志，勿劳作，饮食清淡。

按语

患者平常情志抑郁，木郁不能疏土，则时而恶心呕吐；风热之邪长期留驻肝目而不去，扰乱木窍，窍络失养而发生本病。故治疗用疏风清热之法，兼活络止痛，实为治肝之法也。方中菊花、桑叶、蔓荆子、蝉蜕辛凉微寒，轻清上浮，疏散风热，通窍止痛；川芎活血通窍，祛风止痛；白芷、细辛、羌活、防风祛风通窍止痛；黄芩、石膏清热活络；僵蚕息内风；川牛膝引血下行，兼活血止痉；甘草调和诸药。

选奇汤来源于《兰室秘藏》，《校注妇人良方》言其主治"风热上壅，眉棱枝骨痛，不可忍，或头目眩晕"。临床上治疗头风痛效果好，一般要加用川芎，川芎的用量要大，可达 30g；另外，加用全蝎、蜈蚣等虫类药物可提高疗效。

二十一、风疹

（一）李某，女，45 岁，2013 年 2 月 27 日初诊。

患者 3 个月前面部散在丘疹，色红，瘙痒，外用"皮炎平"药膏治疗有效，后反复出现，使用"皮炎平"治疗约 1 个月，因考虑药物的不良反应而停用，之后出现面部红斑，丘疹，瘙痒，遇热加重，得冷则舒，灼热感明显，伴心烦，不寐，口渴，舌红，苔白稍厚，脉细弱。

辨证：血热内蕴。

治法：清热凉血，解毒祛风。

处方：清风散加减。当归 10g，生地黄 12g，防风 12g，蝉蜕 9g，知母 12g，苦参 10g，胡麻仁 6g，荆芥 9g，石膏 12g，菊花 10g，茯苓 10g，赤芍 10g，甘草 6g。10 剂，水煎服。

嘱患者禁食海鲜、牛肉、羊肉、韭菜等，禁食辛辣食品。

二诊 2013 年 3 月 10 日：服上方后面部红斑、丘疹稍好转，仍瘙痒，且遇热气病情加重，得冷后症状改善或消失，睡眠差，二便正常，饮食可，舌质红，苔薄白，脉细弱。

当归 10g，生地黄 12g，蝉蜕 9g，知母 12g，防风 12g，苦参 10g，石膏 12g，赤芍 12g，牡丹皮 10g，紫草 15g，络石藤 15g，连翘 12g，茯苓 10g，金银花 12g，竹叶 6g，甘草 6g。

本方在原方基础上加大清热活血解毒的药物，加竹叶清心火，利小便，使热邪有出路。

三诊 2013 年 3 月 17 日：服药后症状改善，面部红斑、丘疹好转，瘙痒消失，仍遇热气加重，睡眠改善明显，舌淡红，苔薄白，脉细弱。

当归 10g，生地黄 15g，蝉蜕 10g，知母 15g，防风 10g，苦参 15g，石膏 15g，赤芍 15g，牡丹皮 12g，紫草 15g，地骨皮 12g，络石藤 15g，连翘 12g，茯苓 10g，金银花 15g，竹叶 6g，

甘草 6g。

本方在上方基础上加大用量，又加地骨皮以清退虚热。

按语

本病因长期使用激素制剂产生依赖性，而出现皮炎，反复发作，以红斑、丘疹、毛细血管扩张、皮肤萎缩、色素沉着为表现，属中医"面游风""粉花疮""风毒""黧黑斑"等论述。中医认为激素属辛燥、甘温之品，使用日久助阳化热，生热伤津，致感灼热诸症，心烦、不寐、口渴均为血热内蕴所致。本型属血热内蕴型，以红斑、丘疹、瘙痒反复发作，灼热明显，心烦、口渴为特点，治疗以清热活血、解毒祛风为大法，故以清风散为基础方，加用清热活血排毒等药物，症状改善明显。方用当归养血活血，生地黄、赤芍、知母、石膏清热活血泻火，防风、蝉蜕、荆芥、菊花除风止痒，茯苓、苦参清热利湿，胡麻仁滋养肝肾，甘草调和诸药。二诊舌质红，三诊为舌淡红、脉细弱等与实际不相符合，故舍脉从症治疗。特别是患者的"面部遇到热气"则病情加重这一点，反映了疾病的本质，所以在临床中一定要分清疾病的表象和本质，抓住本质，才能取得很好的疗法。

（二）徐某，男，30岁，2014年7月9日初诊。

患者近3年来面颊部经常出现痤疮，脓头，且疼痛，曾用多种清热解毒汤剂或口服药等效果欠佳，特来门诊救治。查面颊部、前颧部均见多个如高粱大小的瘢痕，脓头，伴局部疼痛，面部暗沉，多油，且时见心烦，口臭，便秘，舌红苔黄，脉弦滑。

辨证：肠胃郁热。

治法：清热解毒，消导通便。

处方：火麻仁 18g，炒神曲 10g，焦山楂 15g，连翘 12g，炒莱菔子 12g，重楼 10g，野菊花 10g，地丁 15g，皂角刺 10g，天麻 5g，姜半夏 10g，生薏苡仁 25g，金银花 10g。

27 剂，水煎服，早晚各 1 次，温服。

二诊：患者服上药后，面部痤疮明显减少，无脓头，局部疼痛，仍见面红，多油，舌红苔黄，脉弦数。

处方：炒火麻仁 18g，炒神曲 10g，焦山楂 15g，连翘 12g，炒莱菔子 12g，重楼 10g，野菊花 10g，紫花地丁 15g，皂角刺 10g，天麻 6g，姜半夏 10g，生薏苡仁 25g，金银花 10g。

25 剂，水煎服，早晚各 1 次，温服。嘱忌食辛辣油腻食物。

按语

本例油脂腺分泌旺盛，堵塞毛孔，继发本病。中医认为其病之根本在于脾胃热盛，上冲于面部，而热盛肉腐。治疗首先清热解毒、化湿祛脓，然后根据病情加用活血化瘀消斑之品。方用金银花、连翘、重楼、野菊花、紫花地丁清热解毒，炒神曲、焦山楂消食导滞，火麻仁、炒莱菔子润肠通便，皂角刺透脓排脓，生薏苡仁祛热利湿排脓。

本病是由毛囊皮脂腺堵塞引起的慢性皮肤病，多伴有皮脂溢出，主要发生于青年男女，一般成年后逐渐减少而自愈，《医宗金鉴•外科心法要诀》中记载："此证由肺经血热而成。每发于面鼻，起碎疙瘩，形如黍屑，色赤肿痛，破出白粉汁，日久皆成白屑，形如黍米白屑。"临床脓头较多时，要加重清热解毒药物。

二十二、胁痛

苏某，男，2013 年 4 月 24 日初诊。

10 日前无诱因出现左腋下疼痛，时轻时重，按压明显，伴见咽痛、咳嗽，纳眠可，二便调，舌质淡，苔黄腻，脉沉细。体格检查：听诊双肺呼吸音清，左腋下局部按压疼痛。辅助检查：双肺 X 线未见异常。

辨证：气滞血瘀。

治法：宽胸理气止痛。

处方：丹参 30g，檀香 6g，砂仁 12g，薤白 15g，瓜蒌 15g，半夏 10g，柴胡 15g，郁金 10g，白芍 15g，枳壳 12g，川芎 15g，延胡索 15g，三七粉 3g，甘草 6g。10 剂，水煎服。

二诊 2013 年 5 月 6 日：服上药后，腋下疼痛减轻，仍感咽痛，咳嗽无痰。

处方：荆芥 15g，防风 15g，牛蒡子 12g，金银花 12g，连翘 12g，薄荷 10g，赤芍 12g，玄参 15g，桔梗 10g，川贝母 12g，前胡 12g，杏仁 10g，陈皮 12g，半夏 12g，茯苓 15g，甘草 6g。10 剂，水煎服。

按语

本例处方为丹参饮合柴胡疏肝散加减。丹参饮来源于《时方歌括》：丹参一两（30g），檀香、砂仁各一钱半（4.5g）。主治：血瘀气滞，心胃诸痛。功用：活血祛瘀，行气止痛。丹参用量较大，现代药理研究发现其主要有抑菌、抗炎、镇静、镇痛、抗凝、扩冠等作用。

柴胡疏肝散出自《证治准绳》，为疏肝理气之代表方剂。功能疏肝解郁，行气止痛。主治肝气郁滞证：胁肋疼痛，或寒热往来，嗳气太息，脘腹胀满，脉弦。现代常用于肝炎、慢性胃炎、胆囊炎、肋间神经痛等属肝郁气滞者。组成：陈皮（醋炒）、柴胡各 6g，川芎、枳壳（麸炒）、芍药各 4.5g，甘草（炙）1.5g，香附 4.5g。方由四逆散去枳实，加陈皮、枳壳、川芎、香附，增强疏肝行气、活血止痛之效。故服后肝气条达，血脉通畅，痛止而诸症亦除。

二十三、自汗

（一）朱某，男，69 岁，2013 年 6 月 22 日初诊。

10 余年前无明显诱因出现自汗，盗汗，夜眠易醒，平素怕冷，舌质红，苔薄，脉沉细。既往史：慢性支气管炎，糖尿病。

辨证：气虚不固。

治法：益气正元固本。

处方：生黄芪 30g，白术 12g，防风 10g，桂枝 12g，白芍 15g，黄精 15g，山茱萸 15g，淫羊藿 30g，太子参 15g，麦冬 15g，五味子 12g，生牡蛎 30g，当归 15g，浮小麦 30g，干姜 10g，炙甘草 6g。7 剂，水煎服。

按语

桂枝汤多治证属营卫不和者，其多汗出肌痛，恶风。"卫气者，所以温分肉，充皮肤、肥腠理，司开合"，黄芪、白术益气固卫；浮小麦、牡蛎收敛止汗，功在治标；"心在液为汗"，五味子酸收，敛心气而固心阴；白芍酸敛，和营而敛阴，则营阴内守。

（二）张某，男，36 岁，2013 年 6 月 18 日初诊。

10 余年来无明显诱因出现自汗，夜眠差，纳差，舌质红，苔薄，脉沉细。既往史体健。体格检查无异常。辅助检查：无。

辨证：气阴两虚。

治法：益气养阴敛汗。

处方：太子参 30g，麦冬 15g，五味子 12g，熟地黄 15g，山茱萸 15g，山药 15g，牡丹皮 12g，茯苓 15g，泽泻 15g，秦艽 15g，地骨皮 15g，桑叶 15g，煅龙骨 30g，生牡蛎 30g，浮小麦 30g，当归 15g，白芍 15g。7 剂，水煎服。

按语

全方由六味地黄汤合生脉饮加减组成，具益气养阴敛汗之功，林珮琴在《类证治裁》中云："汗为心液，肾主五液，故汗出皆由心肾虚致之。"汗出异常有自汗，有盗汗，自汗属阳虚，盗汗属阴虚。自汗者，不因劳动，不因发散，溅然自出，有阳虚不能卫外而固密也；盗汗者，寐中窃出，醒后倏收，由阴虚不能内荣而敛藏也。阳虚自汗，治宜补气以卫外；阴虚盗汗，治宜补阴以荣内，固卫则表气实而腠理不疏，填营则里真固而阴液不泄。生脉饮益气养阴，六味地黄汤填营固里，牡蛎散收敛止汗。部分常见药物对于各种证候或有一定效果，如加桑叶、五倍子等敛汗药物亦可增强疗效，仙鹤草、大枣等收敛之品也有较好效果。此外，如五倍子等外敷神阙穴，也可以起到一定的止汗作用。

二十四、肢厥

刘某，女，39 岁，2013 年 7 月 12 日初诊。

近 3 个月，患者无明显诱因出现畏寒怕冷，双下肢膝关节以下酸困冷痛，手脚冷，腰疲困不适，查舌质红、苔薄白，脉沉细。患者平素有饮食生冷习惯。

辨证：脾肾阳虚。

治法：益气温阳固本。

方剂：玉屏风散、桂枝汤合生脉饮加减。

黄芪 30g，白术 12g，防风 10g，桂枝 12g，白芍 15g，太子参 15g，川续断 15g，麦冬 15g，五味子 12g，黄精 15g，山萸肉 15g，淫羊藿 10g，当归 12g，干姜 10g，炙甘草 10g，大枣 3 枚。10 剂，水煎服。

二诊 2013 年 7 月 24 日：服上药后，双下肢膝关节冷痛明显改善，仍觉腰部疲困不适，仍照上方加减。

生黄芪 30g，白术 12g，防风 10g，桂枝 12g，白芍 15g，太子参 15g，麦冬 15g，五味子 12g，黄精 15g，山萸肉 15g，淫羊藿 10g，川续断 15g，炒杜仲 15g，当归 15g，干姜 10g，炙甘草 6g。10 剂，水煎服。

按语

《素问·厥论》中曰："寒厥之为寒也，必从五指而上于膝。"患者平素饮食生冷，中阳受损，久而脾损及肾，脾肾阳气俱虚，脾主四肢，脾阳不足则四肢失温，故见四末冷，畏寒怕冷；肾藏一身之阳，脾阳不足，损及肾阳，肾阳虚则可见全身畏寒、腰膝疲困、脉沉细等症。上方中黄芪、太子参补益元气，以壮阳气；白术、干姜健脾温中散寒；桂枝、白芍调和营卫，梳理四肢气血；麦冬、五味子、当归滋养阴血；黄精、山萸肉、川续断、淫羊藿调补肾中阴阳，温而不燥，补而不腻；炙甘草、大枣助白术、干姜健中散寒；防风疏风散外邪。

依据患者"畏寒怕冷，四肢冷"的临床表现可以诊为厥证。患者平素有饮食生冷习惯，日久中阳受损，脾阳不足，损及肾阳，即脾肾阳虚。故治疗要以益气温阳固本为原则，临床中多用玉屏风散、桂枝汤合生脉散加减治疗。玉屏风散旨在益气固本，桂枝汤有调和阴阳的作用，生脉散益气生津，诸方合用，使脾肾阳气得温，气血阴阳调和，厥证自除。

在临床上，对肾阳不足患者，多使补肾五味药：黄精、淫羊藿、杜仲、山萸肉、川续断。五药配合使用，温而不燥，补而不腻。本例患者选用玉屏风散合桂枝汤加减治疗符合辨证论治思想。

二十五、郁证

栗某，男，38岁，2013年7月17日初诊。

2个月前因找工作未果及家庭等原因致情志抑郁，心烦急躁、恐惧感、多虑、睡眠时好时差，大便干结，2～3日一行，饮食多，曾在其他医院心理科就诊，口服抗抑郁药效果不佳，特来寻求中药治疗，查舌淡红，苔黄，脉弦滑。

辨证：痰火扰心。

治法：清热解郁安神。

方剂：柴芩温胆汤加减。

柴胡12g，黄芩12g，陈皮12g，半夏10g，茯苓15g，炒栀子10g，浮小麦30g，大枣5枚，豆豉15g，夏枯草30g，石菖蒲12g，远志12g，郁金12g，生牡蛎30g，炙甘草10g，茯神15g，合欢皮30g。

7剂，水煎服，早晚各1次，温服。

二诊2013年7月24日：服上药后，精神明显好转，心烦急躁等改善，大便恢复正常，舌淡红，苔薄黄腻，脉弦滑。

柴胡12g，黄芩12g，陈皮12g，半夏10g，茯苓15g，炒栀子 10g，豆豉 15g，夏枯草 30g，石菖蒲 12g，远志 12g，郁金 12g，生龙骨 30g，生牡蛎 30g，茯神 15g，浮小麦 30g，大枣 5 枚，炙甘草 10g，合欢皮 30g。

10 剂，水煎服，早晚各 1 次，温服。

按语

《诸病源候论·结气候》中说："结气病者，忧思所生也，心有所存，神有所止，气留而不行，故结于内。"本例患者即是如此，因找工作未果等，情志失调、肝失条达、气失疏泄、肝气郁结、郁而化火、肝郁抑脾、脾失健运、痰浊内生、郁久化火、心火独亢、心神失养。其病以邪实为主，病变涉及肝、心、胆、脾等脏腑，病程迁延日久则易由实转虚，火郁伤阴而导致阴虚火旺、心肾阴虚之证，或脾伤气血不足，致心神失养、心脾两虚之证，正如《类证治裁·郁证》中说："七情内起之郁，始而伤气，继必及血，终乃成劳。"上方中柴胡、郁金疏肝解郁，行肝之郁结之气；黄芩、夏枯草、炒栀子、豆豉清心肝之火，除烦；半夏、陈皮、茯苓健脾化痰；菖蒲、远志、茯神养心安神定志；合欢皮解郁安神；炙甘草、大枣、茯苓补中健脾；生牡蛎重镇安神，平抑肝阴，防肝阳上亢，克脾太过。

患者因情志不遂致肝气郁结，肝郁化火、心火独亢、心神失养、肝郁抑脾、脾失健运、痰浊内生、痰热内蕴。《灵枢·本神》说："愁忧者，气闭塞而不行。"故治疗以清心解郁安神为原则，方选柴芩温胆汤加减治疗。用"柴芩"疏肝解郁，清肝泻火，"温胆"化解痰扰。

郁证以理气开郁，怡情易性为治疗原则。本例属痰火扰心型，选柴芩温胆汤治之较正确，故取得好的疗效。对郁证患者，心理疏导十分重要，解除患者的心结，使患者正确认识和对待自己的疾病，保持心情舒畅，避免不良刺激，对疾病改善很有帮助。

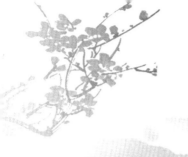

第三章
段海辰临床经验

第一节　当归芍药散临床应用体会

当归芍药散出自《金匮要略》一书，曰："妇人怀娠，腹中疠痛，当归芍药散主之。""妇人腹中诸疾痛，当归芍药散主之。"该方临床运用十分广泛，也为诸多方剂之祖方。原著组方："当归三两，芍药一斤，茯苓四两，白术四两，泽泻半斤，川芎半斤。上六味，杵为散，取方寸匕，酒和，日三服。"本方具有健脾利湿、养血调肝的功能，主治疾病包含妊娠妇人腹痛或妇人腹中疼痛，头晕心悸，产后血气不足，血晕，崩中下痢等。段海辰在临床中扩大其使用范围，具体如下。

一、眩晕

典型病例：张某，男，30岁。2016年7月10日突然眩晕欲倒，视物旋转，恶心呕吐，耳鸣，头昏沉，语言无力，舌淡，苔白腻，脉沉弱。患者双目紧闭，水平眼震，眼底视网膜动脉反光稍增强，电测听曲线高频区下降。西医诊断：梅尼埃病。中医诊断：眩晕，证属肝脾两虚、血虚湿盛。治宜疏肝健脾，养血活血。予当归芍药散合泽泻汤加减：当归15g，川芎15g，白术15g，白芍20g，茯苓20g，泽泻40g，姜半夏30g，葛根30g。3剂，日1剂，水煎服。复诊时患者眩晕减轻，恶心除，能行走，但转动则头晕眩。效不更方，继服14剂，诸症渐消。半年后随访，眩晕未再发作。

辨证分析：本证属肝郁脾虚湿盛者，多由情志怫郁引起。肝失条达，不能疏达血液上奉于脑，或肝病及脾，湿浊中阻，上犯蒙蔽清阳，故头晕目眩，头部昏沉，少食多寐，舌边有齿痕，苔白腻。方中白芍多用至 20g，能平抑肝阳，敛阴柔肝，为治肝血亏虚眩晕之要药；泽泻重用 30～40g，配白术，即《金匮要略》之泽泻汤，利水除饮，补脾制水，眩晕甚者加葛根；半夏止呕；川芎祛风活血，清利头目。诸药合用，共奏疏肝健脾、养血活血除湿之效。

二、肝硬化腹水

典型病例：李某，男，54 岁。初诊：2015 年 8 月 20 日。

患者于 5 年前体检发现乙肝大三阳，当时肝功能基本正常，未予治疗。近 3 个月来出现腹胀，下肢浮肿，食欲不振，但无黄疸。彩超示肝弥漫性损伤伴小结节，脾厚 59mm，有中等量腹水。肝功能：GPT 110U/L，GOT 92U/L，总蛋白 6.5g/L，白蛋白 2.1g/L，球蛋白 4.4g/L。某县中医院诊为肝硬化腹水，因经济原因未住院。刻诊：面色稍暗，腹部胀大，下肢浮肿，食欲不振，倦怠乏力，大便溏，1 次 / 日，小便少微黄。舌暗淡，苔薄白，脉沉弦。辨病：乙肝后肝硬化伴腹水；臌胀。处方：三合汤（当归芍药散、鸡鸣散、防己黄芪汤合用）。当归 15g，川芎 10g，白芍 20g，白术 12g，云苓 15g，泽泻 30g，黄芪 60g，防己 15g，苏叶 12g，木瓜 12g，大腹皮 15g，冬瓜皮 30g，茯苓皮 30g，甘草 10g，生姜 10g，大枣 5 枚。10 剂，水煎服。

二诊 2010 年 8 月 31 日：腹胀减，下肢浮肿消退，食欲较前好，大便成形，1 次 / 日，小便清利，乏力较前好转。效不更方，再服上方 20 剂。后改用鳖甲煎丸合香砂六君子丸善后调理 3 个月，后复查肝功能正常，B 超：无腹水，肝脏同前，脾缩至 42mm。乙肝五项仍为大三阳，自觉无不适。

辨证分析：患者多因素体禀赋不足、久病不愈、情志不畅、饮食不节等伤及肝脾，导致气滞血瘀，经脉不畅，水道不通，津液代谢失常，产生水液输布障碍，发为水肿。病机是水湿停滞，兼气虚气滞血瘀。用当归芍药散行血之瘀，防己黄芪汤补气之虚，鸡鸣散行气之滞。方中当归味甘而重，专能补血，为补血第一药，且补中有活，气轻而辛，又能行血；白芍养血调经，缓急敛阴，利尿祛水，《名医别录》言其可"通顺血脉，缓中，散恶血，逐贼血，去水气，利膀胱"；茯苓、白术健脾燥湿，有益气行水之功；泽泻主入肾、膀胱经，功尤长于行水，《本草正义》言其"最善渗泄水道，专能通行小便"；川芎辛香温燥，既能行散，又入血分，善治瘀血阻滞诸症；大腹皮重在利水消肿，其性轻浮，散无形之水滞、浮肿；冬瓜皮功善利水消肿，《本草再新》言其"走皮肤，去湿追风，补脾泻火"；黄芪量大，扶正以利祛邪；茯苓皮、防己加强利水消肿作用；苏叶、木瓜化湿和胃；生姜、大枣补益中焦；甘草和中缓急，调和诸药。多药配伍，攻补兼施，共奏益气健脾祛湿、活血利水之效。

三、周围神经病变

典型病例：穆某，男，78 岁，郑州市人。初诊：2015 年 6 月 15 日。

患者于半月前突然出现左膝以下肿痛，皮色变暗，至河南省某中医院查下肢静脉彩超检查：左下肢血栓性静脉炎。予以静滴蝮蛇抗栓酶及口服中药活血化瘀剂等，治疗 2 周，肿痛稍减，但自感效果不理想，故来求诊。刻诊：左下肢膝关节以下肿痛，皮色暗红，扪之有热感，行走则痛甚，食欲不振，二便尚可，舌暗，苔薄白，脉弦。辨病：下肢血栓性静脉炎。辨证：水湿停滞，兼气虚气滞血瘀而化热。处方：防己黄芪汤加减。当归 15g，川芎 10g，白芍 20g，苍术 20g，茯苓 15g，泽泻 30g，黄芪 50g，防己 15g，苏叶 12g，木瓜 12g，大腹皮 12g，黄柏 12g，甘草 10g。7 剂，水煎服。

二诊 2015 年 6 月 22 日：上方服 7 剂，肿痛均大减，皮色仍暗但有皱纹，行走较前痛减。效不更方，仍用上方 15 剂。

三诊 2010 年 7 月 7 日：诸症消失，再服上方 10 剂巩固之。

辨证分析：本例患者为气血瘀滞，瘀血阻滞下肢，脉络不通，不通则痛，瘀血不去，新血不生，不能濡养筋脉，不荣则痛。故给予当归芍药散，有活血养血之意，活血通脉，化瘀通络；《金匮要略·痉湿暍病脉证第二》曰："风湿，脉浮身重，汗出恶风者，防己黄芪汤主之。"故予防己黄芪汤活血通脉，通则不痛，养血活血，使气血生，筋脉得荣则痛消；黄柏泄热；苏叶、木瓜化湿；大腹皮利水消肿兼行滞。

四、痛经

典型案例：李某，女，19 岁。2016 年 2 月 16 日初诊。

该患者 12 岁月经初潮，近 2 年每于经前及经期少腹胀满冷痛，屡治无效。近半年由于精神压力大兼贪凉饮冷，痛经加重，疼痛难忍，痛剧时伴恶心，甚至影响工作，每次均服止痛片缓解疼痛。平素月经周期 27 日，5 日净，末次月经 2 月 14 日。现月经第 2 日，量少，色暗夹有血块，伴四肢发凉，腰酸，小腹下坠，眼睑、颜面轻度浮肿，乏力，脾气急躁，舌淡暗，苔白润，脉沉细。证属肝郁脾虚，兼寒凝血瘀。治以疏肝健脾，温经补虚，活血化瘀。方用当归芍药散加减治疗。白芍 20g，当归 12g，川芎 15g，白术 15g，泽泻 15g，茯苓 20g，黄芪 30g，桂枝 12g，香附 15g，益母草 30g，吴茱萸 5g，生姜 3 片，大枣 5 枚。7 剂，水煎服，每日 1 剂。服药后腹痛明显减轻，遂嘱患者每于经前周服至月经干净，继服 3 个月经周期，随访月经正常，腹痛消失。

辨证分析：本病系肝郁气滞阻碍经血运行，兼寒湿凝滞，瘀阻子宫、冲任，不通则痛，故腹胀冷痛，量少，色暗兼有血块，脾虚水湿不运而泛于肌肤，故见眼睑颜面轻度浮肿，脾阳不健，不能达于四末，故四肢发凉，经期血海由藏而泻，由盈至虚，患

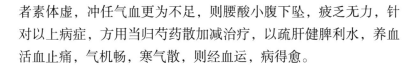

者素体虚，冲任气血更为不足，则腰酸小腹下坠，疲乏无力，针对以上病症，方用当归芍药散加减治疗，以疏肝健脾利水，养血活血止痛，气机畅，寒气散，则经血运，病得愈。

五、糖尿病足

典型病例： 刘某，男，62 岁，郑州城东南路二里岗人。2012 年 8 月 7 日初诊。

自诉患 2 型糖尿病 13 年，目前使用诺和灵 30R，早 25 单位、晚 22 单位皮下注射。另口服格列美脲 2mg，早晚各 1 次；二甲双胍缓释片 850mg，日 1 次。血糖控制在空腹 8.0mmol/L，餐后两小时 13.0mmol/L。患者以"左足大趾及次趾溃烂两个半月"住某省级中医院内分泌科，中西药并用，溃疡未见愈合，故出院找笔者诊治。刻诊：双下肢呈凹陷性浮肿伴酸困乏力，双足冰冷，足背动脉搏动极弱，足趾青紫疼痛，左足大趾及次趾疼痛溃烂，有较多白色分泌物，无臭味，大便干，舌红，苔白厚，脉弦滑。诊为糖尿病足，辨为水湿停滞，兼气虚气滞血瘀而化热。治疗用三合汤加减。处方：当归 12g，川芎 10g，白芍 20g，白术 12g，茯苓 15g，泽泻 30g，黄芪 50g，防己 20g，苏叶 12g，木瓜 12g，大腹皮 12g，玄参 30g，金银花 30g。7 剂，水煎服。

二诊 2012 年 8 月 14 日：服上方后大便溏，2～3 次 / 日，足趾疼痛明显减轻，左足趾溃疡处有少量乳白色分泌物及少量出血，双下肢水肿及酸困乏力减轻。处方：上方加生姜 6 片。7 剂，日 1 剂，水煎两次服。

三诊 2012 年 8 月 21 日：患者右下肢水肿消失，左下肢微肿无凹陷，足趾青紫减轻、疼痛消失，左足大趾溃疡面缩小，按压后有轻微疼痛，无分泌物及出血，次趾疮口愈合，按压无疼痛，大便成型，1 次 / 日。继服上方 7 剂，煎服法同上。

四诊 2012 年 8 月 28 日：患者足部溃疡愈合，按压后无疼痛，足趾颜色恢复正常，足温较前好转，双下肢水肿消失。继服上方 15 剂，以巩固之。

辨证分析：此病例是糖尿病并发大血管和微血管病变，使动脉灌注不足致微循环障碍，而发生溃疡和坏疽。本例患者为气血瘀滞，瘀血阻滞于下肢，脉络不通，不通则痛，瘀血不去，新血不生，不能濡养静脉，不荣则痛。故予当归芍药散，活血通脉，化瘀通络；《金匮要略·痉湿暍病脉证第二》曰："风湿，脉浮身重，汗出恶风者，防己黄芪汤主之。"故予防己黄芪汤活血通脉，通则不痛，养血活血，使气血生，筋脉得荣则痛消；由于患者足趾溃疡、疼痛，故予四妙勇安汤，解毒化瘀止痛，托毒生肌。

六、黄褐斑

典型病例：李某，女，39 岁，2016 年 9 月 12 日初诊。

主诉面部黄褐色斑片 3 年。患者 3 年前因家庭琐事致情志压抑，后面部逐渐出现黄褐色斑片，并伴有偏头痛，数日即发，痛时常服止痛药。曾先后到多家医院就诊，未有减轻。至美容院涂抹化妆品后好转，但停药后反而愈加严重。患者心情痛苦如锥刺刀剜。现面色黧黑，心烦，易失眠，乏力，面部黄褐色斑片明显，尤以颧部、额部为著，大便不畅，舌淡，苔薄黄边有齿痕，脉弦。方药：当归 24g，生白芍 20g，茯苓 10g，川芎 15g，熟地黄 20g，泽泻 15g，白术 15g，枸杞子 15g，益母草 15g，白芷 6g，红花 6g，白及 6g。7 剂，日 1 剂，早晚各 1 次，温服。

患者 8 日后复诊，述其面色转亮，睡眠转佳，服药期间头痛偶发，大便日 1 次。但患者自觉乏力，月经将至，既往经量偏少。复查其舌淡苔白，边有齿痕，脉缓。遂原方加生黄芪 20g，山萸肉 12g，香附 12g。7 剂。

7 日后患者复诊，颧部斑色渐淡，头痛未发，称月经已至，量较以前多，其他症状亦见减轻。患者诉平日怕冷，结合舌苔与脉象，原方加肉苁蓉 10g，续服。后续复诊方药有加减，但主方不变。3 个月后患者称全身舒活，精神焕发，至冬季怕冷亦好转。

颧部斑色基本褪尽，唯额部仍有隐现。

辨证分析：方中当归、川芎、白芍养血活血，疏肝养肝；茯苓、泽泻、白术健脾利湿；枸杞子、熟地黄补肾养血；益母草、红花活血化瘀，利水消肿，起到消炎、止痛、化瘀作用。方中诸药合用，既发挥活血散瘀效果，又可兼顾脾、肝、肾。现代药理研究发现，当归芍药散加味可有效改善内分泌代谢，促进肝脏水解活性；同时能够抑制血小板释放、聚集，提高纤溶活性，可促进机体局部微循环，有助于斑块消除，从而达到治疗目的。

七、慢性盆腔炎

典型病例：闫某，女，76 岁，2015 年 9 月 3 日初诊。

主诉：两侧少腹经常疼痛，时轻时重，反复发作 3 年不愈。患者自诉 2012 年秋季怀孕，药流后调护不当，出现两侧少腹部疼痛，剧痛难忍数天伴发热，经西医抗菌消炎治疗，有所好转，但少腹疼痛反复发作。近几日少腹部又开始疼痛，时轻时重，伴腰骶疼痛，白带量多，色黄有味，心烦，眠差，小便偏黄，大便正常，舌偏暗，苔微腻，脉沉涩。经期腹痛坠胀加重，末次月经 2015 年 8 月 26 日，行经 5 天，经血色暗有块。妇科检查：子宫水平位，大小正常，活动欠佳，双侧附件均增粗伴压痛，彩超结果：双侧附件炎，盆腔少量积液。妇科诊断：慢性盆腔炎。中医诊断：腹痛，辨为湿热瘀结、气血阻滞。治以活血利湿，清热止痛。方用当归芍药散加减：当归 15g，白芍 30g，赤芍 15g，川芎 15g，茯苓 15g，白术 15g，泽泻 15g，败酱草 30g，红藤 30g。日 1 剂，水煎服。

服 7 剂后，腹痛减轻。继服 7 剂后，腹痛消失，白带已止。续服 10 剂以固疗效。

9 月 27 日月经来潮，腹已不痛，腹自觉偏凉，月经色黑，予少腹逐瘀汤以温通活血调经。内服 7 剂后，月经停止，复查彩超：双侧附件区未见异常。半年后随访，未见复发。

辨证分析：妇科附件炎、盆腔积液，多由湿热缠绵、湿瘀交阻所致。厥阴肝脉循阴器入腹络肝，邪之所凑，其气必虚，本虚标实，治当虚实兼顾。本例患者因药流后调护不当，肝脾失调，湿瘀为患。少腹为肝经循行部位，故见少腹疼痛。带下亦属湿邪为患，湿热下注，湿浊热邪聚于下焦，气血壅滞，则致带下色黄量多，腰骶酸困。用当归芍药散加味，既清利湿热之邪，又行化瘀滞之血。方中赤芍、白芍同用，既清热凉血，活血散瘀，又和营止痛；当归补血和血；川芎活血化瘀；茯苓、白术、泽泻运脾渗湿行气；红藤、败酱草清热解毒祛瘀。诸药配伍，与证相合，故疗效明显。

八、偏头痛

典型病例：李某，男，45 岁。2015 年 11 月 5 日就诊。患者间断左侧头痛 6 个月。患者因工作紧张，出现左侧头顶疼痛，呈搏动性，可自行缓解，紧张时加重，尤其以夜间发作较为频繁。自行服用正天丸、天麻等无明显好转。在外院查头部 CT 及经颅多普勒无明显异常。查体：BP 130/80mmHg。神志清楚，精神可。舌质红，苔薄黄，脉弦细。既往无特殊病史。西医诊断：偏头痛。中医诊断：头痛，证属肝郁气滞。治法：疏肝理气，调和气血。方以当归芍药散加减。处方：当归 30g，白芍 30g，茯苓 15g，川芎 10g，泽泻 15g，白术 30g，柴胡 15g，郁金 15g，天麻 15g，甘草 10g。共 7 剂，水煎服，日 1 剂，分 3 次，温服。7 剂服完，疼痛程度、发作次数明显减轻。继服 7 剂，未再发作。

辨证分析：偏头痛常因紧张而诱发，发作时疼痛难忍，影响休息，病情容易反复。肝以血为体，以气为用。气不为用，疏泄失常，则肝气郁结。患者因工作紧张，肝郁气滞，上犯清窍不通而痛。方中当归活血止痛，以调血。白芍柔肝止痛，以调气。两药并用，调和气血。治头痛不离川芎，行气活血。白术健脾，柴胡、郁金疏肝理气，天麻平肝，甘草调和诸药。诸药合用，疏肝理气，平肝柔肝，以调气血，故疗效颇佳。

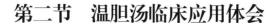

第二节 温胆汤临床应用体会

许多方剂学专著标注温胆汤的出处为《三因极一病证方论》，从现存文献来看，最早记载温胆汤的文献为唐初的《备急千金要方》。有学者考证，温胆汤最早记载于南北朝时期姚僧垣的《集验方》，后被唐代孙思邈的《备急千金要方》及王焘的《外台秘要》转载。《三因极一病证方论》记载温胆汤："治心胆虚怯，触事易惊，或梦寐不详，或异象惑，遂致心惊胆慑，气郁生涎，涎与气搏，变生诸证，或短气悸乏，或复自汗，四肢浮肿，饮食无味，心虚烦闷，坐卧不安。"

一、痰热内扰不寐

临床表现：睡眠不安，心烦懊侬，胸闷脘痞，痰多，头晕目眩，口苦，舌苔黄腻，脉滑数。

处方：清半夏 12g，茯苓 18g，姜竹茹 12g，枳实 18g，陈皮 12g，生龙骨 15g，生牡蛎 15g，北柴胡 10g，黄芩 12g，川黄连 8g，生白芍 15g，炒酸枣仁 15g，生姜 6g，炙甘草 6g。

加减化裁：如伴潮热盗汗者，可酌加地骨皮 15g，糯稻根 30g 等，盗汗较重者，将生龙骨、生牡蛎改为煅用各 24g 或仙鹤草 30g；心悸胸闷者，可酌加薤白 9g，瓜蒌皮 12g 等；伴便秘者，可酌加制首乌 15g，柏子仁 20g；伴焦虑抑郁者，可酌加龙齿 24g，合欢皮 30g，焦栀子 9g；伴口苦口干者，酌加栀子 10g，生地黄 15g；伴多梦易惊醒者，加远志 12g，制龟甲 15g。日 1 剂，分别于午饭后、晚饭后和睡前 0.5～1 小时各服 1 次。服药期间禁食刺激、生冷、油腻之品，禁饮浓茶、咖啡及酒精性饮料。

辨证分析：痰热内扰证的失眠患者在临床较为多见，正如《古今医统大全》云："痰火扰乱，心神不宁，思虑过伤、火炽痰郁而致不眠者，多矣。"其病机多为湿食生痰，郁痰生热而扰动心神，治疗多以清心降火、化痰安中的温胆汤为主。在此基础上加柴胡、黄芩、生龙骨、生牡蛎、白芍，加强疏肝解郁、除烦安神的功效，则疗效更佳。半夏、陈皮、茯苓、枳实健脾化痰，理气和胃；黄连、黄芩、竹茹清心降火化痰；龙骨、牡蛎镇惊除烦安神；酸枣仁为治失眠之良药，《名医别录》云"主烦心不得眠……虚汗烦渴，补中，益肝气"；加柴胡、白芍即合入四逆散之意，四逆散透邪解郁，疏肝理脾，有调畅患者情志之功，亦有利于消除痰热生成之因。有研究表明，四逆散具有明显的催眠作用。治疗失眠尤应重视调肝法的应用，酸枣仁及四逆散的应用实为调肝之体用，调肝之气血，肝之疏泄正常则神魂自安。经过临床验证，颇有良效。

典型病例：王某，女，47 岁。2015 年 7 月 2 日初诊。

自述失眠 4 年。患者因长期从事文字编辑工作，每夜伏案操劳，逐渐出现失眠。4 年来常服天王补心丹、磁朱丸等中成药，临睡前加服谷维素。近 1 个月来夜间入睡困难，睡后多梦易醒，每晚必服安定 5mg 才能入睡 3～4 小时。自觉神疲乏力，心烦胸闷，头晕头痛，记忆力明显减退，口苦等。查体：面容憔悴，眼眶发黑，情绪烦躁，纳呆，舌红，苔黄腻，脉弦滑。辨证当属痰火内扰型。予加温胆汤加柴胡、黄芩、生龙骨、生牡蛎、生白芍。服 7 剂后，失眠明显改善，每晚入睡 4～5 小时，偶有醒后难以入睡，食欲转佳。服 14 剂后，每晚睡眠 6 小时以上。服第 2 个疗程后睡眠正常，伴随症状消失痊愈。随访 1 年未见复发。

二、癫痫

临床表现：突然意识丧失，四肢抽搐，口吐白沫，两眼上翻或口中怪叫，移时苏醒，或见突然呆木，两眼瞪视，或仅口、眼、手局部抽搐，或凝视，或语音障碍等，发作期可出现头晕、胸闷先兆，发作后倦怠乏力。

处方：姜竹茹 18g，清半夏 10g，茯神 18g，枳实 18g，陈皮 12g，生姜 8g，大枣 7 枚，生龙骨 24g，生牡蛎 24g，蜈蚣 2 条，

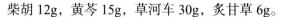

柴胡 12g，黄芩 15g，草河车 30g，炙甘草 6g。

加减方法：痰多，加橘红 10g，石菖蒲 12g，或郁金 10g，白矾 3g；热盛，加龙胆草 15g，赤芍 10g，牡丹皮 12g；舌质暗或有瘀斑，加丹参 15g，郁金 10g 或桃仁 15g，红花 10g；发作抽搐严重，加全蝎 6g，僵蚕 12g，蝉蜕 10g；烦躁易怒，加焦栀子 10g，夏枯草 15g；饮食纳少者，加炒神曲 15g，炒麦芽 15g，炒山楂 15g 或鸡内金 12g；胸闷呕恶，加厚朴 15g，桔梗 12g，旋覆花 30g；脾虚明显，加党参 15g，白术 12g；睡眠不佳，加炙远志 15g，炒酸枣仁 15g；肝阳上亢或肝风内动，加天麻 12g，钩藤 15g，代赭石 30g。每日 1 剂，早晚各 1 次，温服。2 个月为 1 个疗程，每 2 个疗程复查 1 次脑电图。

辨证分析：中医认为，癫痫的发病机理为气机逆乱，内扰神明，而尤以痰邪作祟最为重要。脏腑功能失调，阴阳升降失职，或热极生风，肝风内动，出现肢体抽搐，角弓反张；若脾虚不能运化，津液水湿积聚成痰，痰迷心窍，则出现神不守舍，意识丧失。加味温胆汤以豁痰开窍、息风止痉为主，使风息、气顺、痰消，空窍通达而神志渐复。方中用温胆汤理气化痰，清胆和胃；龙骨、牡蛎平肝潜阳，息风止痉；蜈蚣加强息风止痉作用；柴胡疏肝行气解郁；黄芩清泄肝胆之热，利头目；草河车，《本草纲目》载其主治"惊痫，摇头弄舌，热气在腹中，癫疾"。根据段海辰教授的多年经验，治癫痫重用草河车，效果颇佳。

典型病例：张某，男，21 岁，学生。既往癫痫病史 15 年。10 岁时癫痫大发作 1 次，症见眼球上翻，四肢抽搐，口吐白沫。脑电图：阵发性痫样放电。脑电地形图报告：异常脑电地形图（右枕区局灶性改变）。诊为癫痫。此后反复发作，间隔时间不等，曾服苯妥英钠，发作减轻，后又因情志因素大发作 1 次，眼凝，全身抽搐，喉间有痰鸣音，发作时间 2～3 分钟，醒后自觉头昏，乏力。就诊时神清，纳差，睡眠欠佳，舌体胖，苔薄黄微腻，脉细滑。证属脾虚痰阻，肝风内动。治宜健脾化痰，息风定痫。处方：姜竹茹 15g，清半夏 12g，茯神 15g，枳实 18g，陈皮 12g，生姜 6g，大枣 5 枚，生龙骨 24g，生牡蛎 24g，蜈蚣 2 条，柴胡 12g，黄芩 15g，草河车 30g，炙甘草 6g。

上方服 14 剂后，症状明显好转。

又守上方继服 20 剂，诉癫痫未发，偶有晚间右肩抽搐，舌红，苔根部黄腻，脉弦细。

上方加黄连 3g，继服 14 剂后，抽搐消失，但感心烦，好动，纳可，舌质红，苔薄，脉弦细。上方加生地黄 10g，栀子 9g，继服 7 剂。

为进一步巩固疗效，继服原方 1 个月。追访 1 年，癫痫未再复发。

三、中风后遗症

临床表现：半身不遂，肢体麻木，口眼歪斜，语言謇涩，或见眩晕，肢体麻木，肢体活动不利等。

处方：姜半夏 10g，姜竹茹 15g，枳实 18g，陈皮 15g，茯苓 15g，川牛膝 30g，川木瓜 30g，鸡血藤 30g，络石藤 30g，生甘草 6g，大枣 5 枚。

加减方法：气虚血瘀者，加黄芪 50 ～ 100g，桃仁 15g，红花 15g，水蛭 10g；肝阳上亢者，加天麻 20g，钩藤 15g，草决明 30g，石决明 30g，蜈蚣 2 条；风痰阻络者，加僵蚕 15g，胆南星 15g，全蝎 10g，桃仁 15g；阴虚动风者，加生地黄、熟地黄各 20g，白芍 15g，沙参 15g，地龙 15g；大便秘结者，加瓜蒌 15g，炒火麻仁 24g；语言不利者，加制白附子 9g，僵蚕 12g；流口水黏稠者，加黄连 6g，黄芩 12g，远志 15g；心烦急躁者，加焦栀子 9g；不寐者，加炒酸枣仁 15g，夜交藤 30g；肢体偏瘫时间久者，加全蝎 6g，蜈蚣 2 条或小白花蛇等。

典型病例：余某，男，67 岁，农民。患者高血压病史 10 余年，素体肥胖，时常头晕，两天前劳动时突然跌倒，左侧肢体不遂，神志尚清。查体：舌强语謇，左侧半身不遂，口舌歪斜，大便3日未行，舌暗红少津，苔微黄腻，脉弦滑。温胆汤加味：清半夏6g，茯苓12g，陈皮6g，姜竹茹10g，枳实18g，甘草6g，生大黄10g，胆南星6g，菖蒲6g。

2剂后，排出黏臭粪便，脉仍弦滑，余症同前。守前方加活血通络之剂：清半夏6g，茯苓12g，陈皮6g，姜竹茹10g，枳实18g，甘草6g，酒大黄10g，红花10g，地龙12g。

服药15剂，语言较前清楚，患侧肢体略可抬举，效不更方，于上方加鸡血藤30g，络石藤30g，川牛膝30g，川木瓜30g以加强活血通络之效。

服药30剂后，可被搀扶行走，语言流利，后转针灸科康复治疗。

四、眩晕

临床表现：头晕目眩，视物旋转，如坐舟船，恶心欲吐，胸闷纳差，舌质淡红，苔白腻，脉弦滑。

处方：姜半夏10g，姜竹茹15g，枳实18g，陈皮15g，茯苓15g，天麻15g，白术15g，泽泻20g，生甘草6g，大枣5个。

加减方法：肝火偏旺，加龙胆草、夏枯草，或黄连、黄芩；胸闷，加柴胡或合小柴胡汤；颈项拘急，加葛根、防风，葛根用量可至40g；走路出现恍惚之感属上实下虚，加钩藤、川续断。

辨证分析：前人总结"无痰不作眩""无虚不作眩"。方中竹茹、枳实清肝胆之热，降胆胃之逆；半夏、陈皮燥湿化痰，理气和胃，止呕降逆，重点在治痰湿；白术、茯苓、甘草、大枣健脾祛湿，和中安神；天麻平肝潜阳，止眩晕；泽泻利水渗湿，使湿邪从小便出。

典型病例：某中年女患者因头晕，头痛，恶心呕吐至门诊治疗，四诊所见：头痛，头晕，颜面潮红，心烦易怒，舌质暗，苔薄黄，脉弦。患者头晕，头痛，恶心，呕吐，为风痰上扰症状；

舌质暗，苔薄黄，脉弦，为气郁痰扰化热之象。头痛、恶心为吴茱萸汤证，故方用龙胆草、夏枯草、吴茱萸等以降逆清热，处方：柴胡18g，清半夏12g，黄芩10g，党参20g，吴茱萸6g，黄连3g，枳壳6g，青皮6g，姜竹茹10g，陈皮12g，夏枯草10g，茯苓10g，大黄3g，龙胆草6g，生姜9g，大枣10g，甘草3g。服药2剂，头晕、头痛等症状明显好转。

五、郁证

临床表现：心烦、失眠、焦虑、急躁、易怒、坐卧不安、胸闷胁胀、嘈杂吞酸、口干口苦、溲黄、便秘等。

处方：姜半夏12g，姜竹茹15g，茯苓15g，枳实18g，陈皮15g，北柴胡12g，黄芩15g，生龙骨24g，生牡蛎24g，焦栀子10g，淮小麦30g，生甘草6g，大枣5枚。

加减方法：心火亢盛者，加黄连6g；湿热盛者，加竹叶10g，滑石10g；肝火盛者，加龙胆草10g；血虚者，加当归10g；气虚者，加人参10g；心肾不交者，可合用交泰丸；胸闷者，加瓜蒌15g；心烦者，加合欢皮30g；失眠者，加远志10g；痰多者，加礞石15g。

证候分析：七情所伤，肝气郁结，气郁日久化火；肝郁及脾，脾失健运，蕴湿生痰，痰湿亦可化热。方中半夏燥湿化痰，温胃降逆；陈皮理气化痰，气行则痰化；脾能化湿，以茯苓益气健脾利湿，杜绝生痰之源；枳实清热化痰，行气除烦，助竹茹清胆降逆；柴胡疏肝解郁；栀子、黄芩清热除烦；龙骨、牡蛎镇静安神；淮小麦、大枣养心安神；甘草健脾化痰除湿。

典型病例：张某，男，55岁。近3个月来因家事导致情绪不畅，烦闷不乐，心烦易怒，时有心慌气短，易惊，善太息，嗳气得舒，口苦，咽干，纳眠差，小便可，大便稀。舌质红，苔腻，脉弦。诊断：郁证；证属肝郁气滞，脾虚生痰，痰气互结，郁而化火，扰动心神。治宜疏肝行气，祛痰化火。温胆汤加减：橘红20g，枳壳10g，半夏10g，茯苓15g，白术15g，竹茹15g，龙胆草10g，香附15g，百合30g，黄连10g，川楝子15g，炒酸枣仁15g，首乌藤20g，珍珠母30g，郁金15g，甘草10g。6剂。

复诊：药后心烦易怒，心慌气短，失眠等缓解，续服上方6剂，症状基本消失。

六、其他方面应用

古代医家运用温胆汤所治病证包括失眠、惊悸、癫痫、郁证、头痛、产后虚烦、胃脘痛、呃逆、呕吐、小儿呕吐、妊娠呕吐、吞酸、脾瘅、黄疸、喘证、咳嗽、梦遗、疟疾、湿热病等。现代医家运用温胆汤治疗多系统疾病。具体治疗的病证：①神经系统疾病：失眠、癫痫、抑郁症、神经性头痛、神经官能症等；②消化系统疾病：功能性消化不良、反流性食管炎、慢性糜烂性胃炎、胆汁反流性胃炎、慢性非萎缩性胃炎、胃溃疡等；③循环系统疾病：冠心病、心律失常、心脏神经官能症、高血压等；④呼吸系统疾病：支气管哮喘、慢性支气管炎、肺炎等；⑤泌尿系统疾病：慢性肾功能衰竭等；⑥内分泌系统疾病：糖尿病、糖尿病肾病、高脂血症等；⑦妇科疾病：妊娠呕吐、卵巢囊肿、围绝经期综合征等；⑧儿科疾病：小儿肺炎、小儿支气管哮喘、小儿呕吐、小儿厌食症、病毒性心肌炎、癫痫、儿童多动症、抽动秽语综合征等；⑨皮肤科疾病：湿疹等；⑩耳鼻喉科疾病：梅尼埃病、耳聋、耳鸣、慢性咽炎等。

第三节 补阳还五汤临床运用体会

补阳还五汤出自清代王清任《医林改错》，乃气虚血瘀代表方，有补气活血通络功效。主治中风，半身不遂，口眼歪斜，语言謇涩,口角流涎,大便干燥,小便频数,遗尿不禁。王清任认为半身不遂乃"元气亏五成,下剩五成,周流一身,必见气亏诸态……发为痿症",此方补亏损的阳气,故名补阳还五汤。该方证的病机是正气亏虚,气虚血滞,脉络瘀阻,致使筋脉肌肉失于濡养。本方证以气虚为本,血瘀为标,故所谓"因虚致瘀"。治疗以补气为主,活血通络为辅。临床诊疗中,将西医"辨病"与中医"辨证"相结合,运用本方治疗神经系统、循环系统及免疫系统等疾病,效果显著,兹举典型病例介绍如下。

一、脑卒中后遗症

临床表现:半身不遂,肢体软弱无力,口眼歪斜,语言不利,伴神疲乏力,面白少华,头晕心悸,舌质淡或有瘀点,脉细涩或弦细弱等。

典型病例:患者周某,男,62岁,农民。于18天前无明显诱因出现头晕,恶心,左侧半身不遂,随即以"脑梗死"住院治疗(具体用药不详),两周后好转出院。现左手指麻木,不能伸直,抓握无力,前臂抬举不能过肩,左下肢行走无力,呈划圆步态,口角歪斜,语言謇涩不利,饮食一般,大便干结,2天一行,查舌红苔黄,脉弦滑。血压120/70mmHg,既往史:糖尿病病史6年。诊为"中风",以益气通经活络为治法,用补阳还五汤合牵正散加减治疗。生黄芪30g,当归尾15g,川芎15g,赤芍12g,桃仁10g,红花10g,地龙15g,制白附子10g,僵蚕15g,全蝎9g,天麻15g,钩藤15g,桑枝15g,秦艽15g,甘草6g。7剂,水煎服,早晚各1次,温服。

二诊:服上药后仍觉手指麻木,语言吐字不利,余症如前,舌红苔黄,脉弦滑。照上方去天麻、钩藤,加菖蒲12g,远志12g,郁金12g。7剂,水煎服,早晚各1次,温服。

三诊:服上药后手指伸抓自如,握物稍弱,语言较前明显清晰,行走时步态已接近正常。苔黄,舌根部稍厚,脉沉弦。处方：生黄芪 30g，当归尾 15g，川芎 15g，赤芍 15g，桃仁 10g，红花 10g，地龙 15g，桑枝 30g，桂枝 15g，羌活 12g，防风 12g，秦艽 15g，川续断 15g，川木瓜 15g，薏苡仁 30g，全蝎 9g。7 剂，水煎服，早晚各 1 次，温服。药后随访，诸症大都减轻。

病案分析：《灵枢》曰"虚邪偏客于身半，其入深，内居营卫，营卫衰则真气去，邪气独留，发为偏枯"。患者年迈体衰，气血不足，脉络空虚，外风引动内风，痹阻经络，致使中风不遂。黄芪味甘，微温，重用大补元气，旨在气旺则行血。张秉成在《本经便读》中说："（黄芪）之补，善达表益卫，温分肉，肥腠理，使阳气和利，充满流行……以营卫气血太和，自无瘀滞耳。"当归尾味甘、辛，性温，活血通络兼养血；桃仁、红花、赤芍、川芎协助当归尾活血祛瘀；地龙、桑枝、桂枝、秦艽通经活络；制白附子、僵蚕、全蝎祛风化痰通络；川续断、木瓜、薏苡仁补肝肾，强筋骨，利关节；天麻、钩藤平肝潜阳；菖蒲、远志、郁金化痰开窍；羌活、防风祛风胜湿。全方标本兼治，有补而不滞、活血不伤正的特点。

用药加减：血虚明显，加生白芍、枸杞子；腰膝酸软，加桑寄生、杜仲，或川续断加量；四肢发凉，桂枝改为肉桂；痰湿偏盛，加清半夏、陈皮；语言不利，加远志、菖蒲；病程较长者，根据情况加用蜈蚣、乌蛇或小白花蛇；血压偏高者，黄芪减量或停用；大便秘结者，加郁李仁、火麻仁。

药理研究：补阳还五汤具有显著降低高、中、低切变率下的全血黏度，降低红细胞压积，降低纤维蛋白原浓度，抑制血小板聚集，增强红细胞变形能力，改变血液流变学，抗血栓形成，抗氧化，抗动脉粥样硬化和促进神经系统修复等多种作用。

二、风寒湿痹证

临床表现：肢体关节酸楚、疼痛，或屈伸不利，或麻木不仁，遇寒加重，得热痛减，舌质暗红，苔薄白，脉细涩。

典型病例：患者吕某，男，50 岁，工人。左手指疼痛、麻木 2 年，且得热则减，遇寒则重，曾用附子、干姜等温里散寒药物效果不佳，二便正常、饮食一般，舌质暗红，苔薄白，脉沉细。颈椎 CT、风湿四项等理化检查无异常。诊为"痹证"，方选补阳还五汤加味治疗。处方：生黄芪 30g，当归 15g，川芎 15g，赤芍 15g，桃仁 10g，红花 10g，地龙 15g，桂枝 15g，羌活 12g，防风 12g，炒薏苡仁 30g，桑枝 30g，蜈蚣 2 条，甘草 6g。10 剂，水煎服，早晚各 1 次，温服。

复诊：左手指疼痛、麻木均减轻，按上方继续服用 20 剂。嘱生活上避免居住在潮湿环境，注意保暖，防止外邪侵袭，适当进行肢体功能锻炼。

病案分析：《类证治裁·痹证》曰"诸痹……良由营卫先虚，腠理不密，风寒湿乘虚内袭。正气为邪所阻，不能宣行，因而留滞，气血凝涩，久而成痹"。方用黄芪益气，振奋阳气，激发血行；当归、川芎、赤芍、桃仁、红花养血祛瘀，止痛，解除血管痉挛，降低周围血管对寒冷刺激的反应；地龙、蜈蚣、桑枝通经活络；羌活、防风、薏苡仁祛风除湿散邪；桂枝温通经脉，散寒止痛；甘草调和诸药。

用药加减：风邪偏盛，疼痛呈游走性，加麻黄、葛根；腰背酸痛，加杜仲、桑寄生、淫羊藿、川续断；寒邪偏盛，加制川乌、制草乌；关节发凉，加制附子、细辛、当归；湿邪偏盛，加苍术、炒白术、防己；病程较长，加白花蛇、全蝎等虫类药物；久病体虚，气虚明显，加大黄芪用量；痹证日久，痰瘀闭阻致关节变形，加白附子、制南星、法半夏等；若疼痛明显，肢体拘挛者，可加全蝎、白花蛇、乌梢蛇等虫类药通络止痛，祛风除湿。

三、脑震荡后遗症

临床表现：头部外伤致头痛、头晕，或伴恶心呕吐，畏光，汗出，不寐，或伴肢体活动不利、麻木，甚至抽搐，舌质暗红，苔白，脉沉细。

典型病例：患者张某，女，57岁，农民。于30天前独自骑电动车外出不慎摔倒，致双眼周围及左侧头部血肿，神志不清约1小时，清醒后"逆行性健忘"，以急诊"脑震荡"入住当地医院治疗3周后，好转出院。现症：头痛头晕，下肢活动不利，右足麻木、僵硬不适，时有恶心呕吐，胸闷腹胀，纳差，二便正常，查舌淡红，苔白稍厚，脉沉细。头颅CT检查无异常改变，血压130/80mmHg。辨为气虚血瘀证。治疗补气活血通络，方选补阳还五汤加减。生黄芪30g，当归15g，川芎15g，赤芍15g，桃仁10g，红花10g，地龙15g，桑枝30g，秦艽15g，川续断15g，川木瓜15g，川牛膝15g。15剂，水煎服，早晚各1次，温服。

二诊：服上药后头痛头晕明显好转，下肢已能正常行走，右足麻木、僵硬不适感改善，舌淡红，苔薄白，脉沉细。照上方加全蝎9g，蜈蚣2条。服20剂后，头痛头晕、右足麻木感消失，下肢活动恢复正常。

病案分析：患者外伤后致气滞血瘀，脉络痹阻不通，清阳受损。方用黄芪大补元气，使气旺则血行；当归活血通络兼养血，桃仁、红花、赤芍、川芎协助活血祛瘀；地龙、桑枝、秦艽通经活络；川续断、木瓜、川牛膝补肝肾，强筋骨，利关节。

用药加减：恶心呕吐，加姜半夏、生姜；汗出较多，加龙骨、牡蛎、五味子；注意力不集中，加远志、菖蒲；肢体抽搐，加钩藤、石决明；胸胁胀满或刺痛，加柴胡、枳壳；腰膝酸软，加狗脊；不寐，加夜交藤、炒酸枣仁。

药理研究：补阳还五汤能促进脑出血大鼠脑内损伤区的血管内皮生长因子（VEGF）mRNA及其受体Flt-1mRNA和Flk-1mRNA的表达，从而调整血管新生过程，这可能是其促进组织修复的机制之一。可明显对抗脑组织三磷酸腺苷（adenosine triphosphate，ATP）及ADP含量的降低，改善能量代谢障碍。

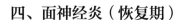

四、面神经炎（恢复期）

临床表现：患者发病已久，口眼歪斜，眼睑不能闭合，或无法皱眉，口角歪向患侧，漏水、藏食等。查舌淡苔白，脉沉细。

典型病例：李某，男，56岁，干部。患者于3个月前受凉后，出现右侧面部麻木不适，口角漏水，右眼闭合不全，右侧额纹变浅，舌质淡红，苔薄白，脉沉弱无力。方选补阳还五汤合牵正散加减。生黄芪30g，当归15g，川芎15g，赤芍12g，桃仁10g，红花10g，地龙15g，制白附子10g，僵蚕15g，全蝎6g，细辛3g，天麻15g，钩藤15g，白芷12g，甘草6g。7剂，水煎服，早晚各1次，温服。

二诊：右侧面部歪斜较前明显改善，右眼完全闭合，右侧额纹较前加深，舌质淡红，苔薄白，脉沉细。生黄芪30g，当归15g，川芎15g，赤芍12g，桃仁10g，红花10g，地龙15g，制白附子10g，僵蚕15g，全蝎6g，细辛3g，钩藤15g，白芷10g，甘草6g。7剂，水煎服，早晚各1次，温服。

病案分析：患者机体正气不足，脉络亏虚，卫外不固，风寒之邪乘虚而中面部经络，气虚鼓动无力，外邪久留，气血瘀阻，经筋功能失调。方中重用黄芪，意在补益元气，使气旺则血行，瘀去络通；当归养血活血；川芎、赤芍、桃仁、红花活血祛瘀；地龙通经活络；制白附子、僵蚕、全蝎祛风化痰，通络止痉；天麻、钩藤息风潜阳；细辛、白芷祛散外邪；甘草调和诸药。

用药加减：患者兼见舌红苔黄厚、脉滑数等内热较盛者，黄芪减量或不用，加连翘、知母；除口服药味外，用药渣外敷患侧面部，每日3次，每次30分钟，可提高临床疗效，缩短病程。

药理研究：补阳还五汤可减少神经损伤后运动神经元和感觉神经元的死亡，防止支配肌肉的神经萎缩变性，促进损伤后功能的恢复。本方还能改善血液流变性，抑制血小板聚集，减少微血

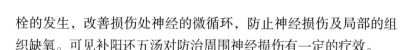

栓的发生，改善损伤处神经的微循环，防止神经损伤及局部的组织缺氧。可见补阳还五汤对防治周围神经损伤有一定的疗效。

五、总结分析

以上病例均属异病同治，共同的病机是气虚血瘀。补阳还五汤以黄芪是君药，该方的作用以黄芪的补气作用为前提和基础，所以本方属于"黄芪类方"。使用本方的患者多是"黄芪体质"（使用黄芪的指征），其外观特征一般为面色黄白或红黄隐隐，或黄暗，缺乏光泽，肌肉松软，浮肿貌，目少精采，面色无华，腹壁软弱无力，舌质淡胖，苔润；其好发症状多见平素易出汗，恶风，遇冷风易过敏，或咳嗽气喘，或鼻塞，易感冒，大便稀溏，不成形，或先干后溏，食欲不振，易腹胀满，易浮肿，特别是足肿，手足易麻木。"黄芪体质"是黄煌教授提出的以"方－人－病"方证三角诊疗模式与经方体质学说。黄煌教授的学术思想和临证经验主要集中在方证、药证规范化研究，经方医学体质学说研究和现代难治病症经方临床研究。

根据黄煌教授的理论，临证时要四诊合参，尤其要重视实证。一是重视方证对应，补阳还五汤的方证为"半身不遂，肢体麻痹不仁，或身体疼痛；浮肿，下肢为甚，自汗，恶风；舌质多淡胖，呈紫暗色，或有瘀斑瘀点，脉沉缓，细涩"，方证与体质的判断、病情的把握及方药的选择直接相关，如患者出现以上方证中的 2～3 项，那么使用补阳还五汤治疗的概率非常大。二是重视腹诊检查，"黄芪体质"患者的腹部按之松软如棉，没有弹性，按之无不适及抵抗感，甚至如棉花枕头一样，为"黄芪腹"，为补阳还五汤的使用提供重要依据，临床诊查时应高度重视。三是重视腿足诊，患者腿部肌肉虽然丰腴但比较柔软，缺乏弹性及光泽，易于浮肿，均提示黄芪证的存在，为补阳还五汤的使用提供重要依据。四是脉诊已成为中医的象征和旗帜，患者对脉诊寄予了极高的期望，所以，医生诊脉凝神思考的过程不自觉地消除了患者的紧张情绪，拉近了双方的心理距离，这种亲密的接触，有利于增加患者对医生的信任和战胜病痛的信心。认真仔细的脉诊对医生而言，也是非常有必要的。

补阳还五汤的使用，辨证论治是关键。在辨证论治基础上，增加黄煌教授的体质辨识内容，提高了辨证论治的准确率，为遣方用药提供了更多的依据。

第四节　段海辰辨证分型论治眩晕

段海辰为第五批全国老中医药专家学术经验继承工作指导老师，其临床经验丰富，对眩晕的治疗提倡分型辨证论治。他认为古人"无虚不作眩""无风不作眩""无痰不作眩"之说，对眩晕的病因病机作了很好的概括，饮食不节、情志不遂、病久年高、跌仆损伤均可致眩晕。眩晕病变涉及肾、肝、脾多个脏腑，治疗应详细查明病因、症状，明辨虚实，有针对性地辨证论治。在病程中，各证型又可以互相兼加或相互转化，故临床辨证时要分清虚实标本，段海辰治疗时采用经方合用治疗往往取得良好疗效。

1. 因痰致眩，祛湿化痰

段海辰认为，痰湿导致的眩晕多由过食肥甘厚味，痰湿内盛，或体胖，或嗜酒过度，损伤脾胃，水湿不运，停聚为痰，痰湿上蒙清窍，致使清阳不升。临床表现为头昏目眩，恶心呕吐，胸闷，头昏头重，舌苔白厚，脉弦滑。应用半夏白术天麻汤合清震汤、泽泻汤加减以化痰息风定眩。

典型病例：患者，男，42岁，2017年4月10日初诊。主诉：头晕反复发作2年，加重半年。患者2年前无明显诱因出现头晕，每次头晕发作持续5～10分钟，可自行缓解。近2年，症状时有发作，头晕头重、恶心、脘闷、纳呆，多次在西医院就诊，住院静脉应用扩张血管、改善循环及活血化瘀药物，效差，头晕发作次数及程度愈加严重。素喜肥腻，查舌苔白厚，脉弦滑。颈部彩超：双侧颈动脉粥样硬化样改变。颅脑CT：双侧基底节区腔隙性梗死。西医诊断：椎基底动脉供血不足，腔隙性脑梗死。中医诊断：眩晕；证属痰湿中阻，上蒙清窍。治法：燥湿息风化痰。方药：清震汤、泽泻汤合半夏白术天麻汤加减。处方：天麻9g，陈皮10g，茯苓15g，清半夏9g，升麻6g，炒白术15g，葛根20g，泽泻20g，苍术12g，荷叶15g，丹参15g，甘草片6g。7剂，早晚分服。

二诊2017年4月17日：患者头晕减轻，恶心、脘闷、纳呆好转，查舌苔白，脉弦滑。继服20剂，症状消失。

按语： 本病在临床比较多见。段海辰根据多年临床实践认为，该类患者多见于脑动脉硬化、颈椎病、椎基底动脉供血不足等，动脉粥样硬化引起后循环缺血致椎基底动脉供血不足，严重者可导致大动脉狭窄或闭塞引起的低灌注，是此类患者头晕的主要原因。患者表现为头昏沉不清、头晕、恶心、舌苔白、脉弦滑，中医辨证多属痰湿中阻，上蒙清窍。张晓琴等观察清眩化痰汤（小柴胡汤合二陈汤、泽泻汤）对后循环缺血性眩晕有效。段海辰采用清震汤、泽泻汤合半夏白术天麻汤加减化裁治疗本病。清震汤（《素问病机气宜保命集》）由苍术、荷叶、升麻三味药组成。其中升麻升散；苍术燥湿；荷叶清香，助升清阳，又有疏散瘀热之功，防痰瘀化热之弊。三药合用，清化中焦痰湿，升散清窍蒙蔽。半夏白术天麻汤以半夏、茯苓、白术等化痰祛湿，天麻化痰息风，葛根引药力上行以达头目。全方合用中化湿浊，上清头目，起到化痰定眩之效。

2. 因风致眩，息风定眩

《素问·至真要大论》曰："诸风掉眩，皆属于肝。"肝属风，体阴用阳，肝失条达，肝郁化火，耗伤肝阴，上扰头目而发病。

此证属肝阴虚化火，肝风内动，上扰清窍所致。治以平肝潜阳、息风定眩，方用天麻钩藤饮加减。

典型病例： 患者，女，48岁，2017年10月16日初诊。主诉：头晕间断发作5年余，再发1周。近5年间断头晕发作，1周前因心情不佳，头晕复发，伴耳鸣，心烦，腰酸困，眠差多梦，舌红苔黄腻，脉弦数。查体：血压170/110mmHg。辅助检查：头颅CT未见明显异常。既往史：高血压病史十余年。西医诊断：高血压病。中医诊断：眩晕，证属阴虚阳亢。方药：天麻钩藤饮加减。处方：天麻10g，钩藤20g，生牡蛎30g，石决明30g，川牛膝15g，菊花15g，夏枯草30g，枸杞子15g，生地黄20g，炒栀子6g，黄芩9g，甘草片6g。7剂，水煎服。

二诊2017年10月23日：头晕好转，血压140/90mmHg，效不更方，续用原方7剂，服法同前。

三诊2017年10月30日：诉无头晕感，仍时有耳鸣，纳眠可，二便调，血压125/80mmHg，续服原方7剂，诸症悉除。

按语： 该患者诸症因情志抑郁化火动风所致，采用天麻钩藤饮平肝潜阳，息风定眩。方中加夏枯草、菊花清泻肝火；加生牡蛎镇肝息风。段海辰在辨证时重视患者的基础体质，此类患者临床多见体质盛实，面色通红，声高气粗，除头晕外，常伴有头痛头胀、脉弦紧等症状，西医检查常合并血压升高。

3. 因虚致眩，补虚培元

《灵枢·口问》指出："上气不足，脑为之不满，耳为之苦鸣，头为之苦倾，目为之眩。"《灵枢·海论》曰："髓海不足，则脑转耳鸣，胫酸眩冒，目无所见，懈怠安卧。"指出气血亏虚、肾精不足均可发眩晕。久病体虚，后天脾胃损伤，气血生化不足，或因各种出血导致气血亏虚，不能上荣于脑，临床表现为头晕，劳累后加重，面色萎黄，乏力懒言，心悸心慌，舌淡苔白，脉细无力。方用生脉饮合归脾汤加减：黄芪、白术、太子参、麦冬、五味子、桂枝、生白芍、防风、丹参、远志、百合、黄精、龙眼肉、生牡蛎、仙鹤草、炙甘草。肾藏精，主骨生髓，通脑，脑为髓海。年老肾亏，或房劳过度，或体弱久病均可导致肾精不足，髓海空虚，脑失所养，发为眩晕。临床表现为眩晕日久、腰酸膝软、多梦健忘、舌红苔少、脉细数等。方选杞菊地黄丸加减，滋阴填肾、息风定眩。

典型病例： 患者，女，58岁，2013年4月17日初诊。主诉：头晕不适2年余。患者2年前因小脑梗死出现头晕，视物旋转，不敢睁眼。经治疗头晕有所减轻，后仍时有发作。近期又出现头晕耳鸣，双目干涩，视物昏花，心烦、夜眠不安。查舌质红，苔薄黄，脉弦细数。体格检查：血压155/90mmHg。慢性病容，形体瘦弱，听力减退。闭目直立试验（+），跟–膝–胫试验（+）。头颅MRI：小脑梗死，双侧基底节区多发腔梗；双侧侧脑室旁，放射冠区脑白质脱髓鞘。西医诊断：小脑梗死；高血压。中医诊断：眩晕，证属肝肾阴虚证。治法：补肝益肾，息风定眩。方药：杞菊地黄丸加减。处方：生地黄、熟地黄各15g，牡丹皮15g，茯苓15g，女贞子15g，天麻10g，山茱萸10g，菊花12g，山药20g，赤芍、白芍各15g，枳壳10g，泽泻15g，枸杞子12g，墨旱莲30g，炙甘草3g。20剂，水煎服。

二诊2013年5月7日：患者服上方后精神明显好转，头晕耳鸣，双目干涩、心烦、盗汗较前减轻，能入眠但多梦。上方加生龙骨、生牡蛎30g，继服15剂。

三诊2013年5月22日：患者诉头晕明显好转，偶发耳鸣，夜寐少梦，口舌润，未再盗汗，大便正常。继服上方15剂，诸症消失。

按语： 患者系老年女性，肝肾阴虚，阴不制阳而阳亢化风，脑髓失养致头晕，视物模糊；又因肾水不能上济心火，而见心烦、夜眠不安及盗汗诸症。方中熟地黄补肾养血，益阴填精；泽泻宣泄肾浊；山萸肉温补肝肾，固涩精气；墨旱莲、生地黄、牡丹皮凉血活血，清肝泻火；山药健脾补肺，涩精；茯苓淡渗脾湿；天麻、菊花平肝息风；白芍养血柔肝敛阴；女贞子、枸杞子滋阴补肝明目；赤芍活血通络；枳壳疏肝行气。诸药合用，补中有泻，寓泻于补，三阴并治而功专于肝肾，使脑髓得以滋养，内风得以平息，气机得以条达，神明自清，脏腑诸窍发挥正常功能。

第五节　段海辰祛风治疗偏头痛对情绪变化的影响研究

一、资料与方法

（一）分组方法

本研究共收集 88 例符合要求的偏头痛患者，按分配方案，分别填写 88 份随机分配卡，并用有号码的信封密封，信封上的号码与随机分配卡的卡号相同，将内含随机卡的信封按编号依次排好，受试者来诊时，按照来诊顺序，根据信封卡号的规定分为治疗组、对照组各 44 例。

（二）病例来源

所有病例均为 2017 年 6 月至 2018 年 5 月河南中医药大学第一附属医院段海辰门诊就诊的偏头痛患者，所有患者均符合诊断纳入标准。

（三）诊断标准

1. 西医诊断标准

采用 2004 年 1 月发布的《国际头痛疾病分类》第二版中的

偏头痛诊断标准（有先兆的偏头痛和无先兆的偏头痛）。

偏头痛诊断标准：参照中华人民共和国中医药行业标准《中医病证诊断疗效标准》中证候分类和 2002 年《中药新药临床研究指导原则》（试行）偏头痛中医证候诊断标准制定。

2. 病例纳入标准

参照《中药新药临床研究指导原则》。

（1）符合西医诊断标准。

（2）符合中医辨证（偏头痛痰瘀互结证）诊断标准。

（3）本次疼痛未服用过镇痛药及其他方法。

（4）年龄在 18～70 岁。

（5）观察病期为头痛期，头痛计分起点不低于 7 分，既往头痛发作次数每月不少于 2 次。

3. 病例排除标准

参照《中药新药临床研究指导原则》。

（1）年龄 18 岁以下或 70 岁以上。

（2）妊娠或哺乳期妇女。

（3）过敏体质以及对本药过敏者。

（4）合并心、肝、肾、造血系统等严重原发性疾病，精神病患者。

（5）依从性差不能很好配合者。

（四）治疗方法

治疗组服用段海辰拟定的祛风化痰通络中药颗粒剂（由当归、川芎、白芷、细辛、全蝎、白僵蚕、黄芩、羌活、荷叶、白蒺藜等组成）。

对照组给予西比灵胶囊治疗（规格：每粒 5mg），口服，每天 1 次，每次 2 粒，于每晚口服。

两组疗程均为 4 周，治疗过程中嘱患者按时用药。

二、观察指标与疗效标准

(一) 观察指标

两组患者在治疗前后均进行疗效性、焦虑评分及安全性相关症状及理化检查。

1. 疗效性观察

服药前、服药14天、服药30天时的主要症状，体征，焦虑自评量表计分。

2. 安全性观察

血常规、尿常规、便常规、肝功能（AST、ALT）、肾功能（BUN、Scr），治疗前后各检测1次。

3. 随访观察

观察时间从开始治疗时起至结束后3个月。治疗期间治疗14天、30天以及治疗结束后3个月各随访1次，依据观察记录下每次发作的主要症状、体征、焦虑计分等。

(二) 疗效判定标准

参照2007年1月欧盟药品评价局发布的《偏头痛治疗药物临床研究指南》及《中药新药临床研究指导原则》（2002年版）"中药新药治疗偏头痛临床研究指导原则"的标准制定。

1. 偏头痛主要症状计分标准

（1）头痛发作次数：以月计算，每月发作5次以上为6分，3～4次为4分，2次为2分。

（2）头痛的强度：采用目前临床较为通用的视觉模拟标尺法（VAS）：受试者在一支长10cm，一端标"不痛"，另一端标"最痛"的尺子上（"0"表示没有头痛感，"10"表示头痛感最为剧烈），依据个人感受指出疼痛程度所在部位，由医生在"1-10"间作出标记，见表1。

表1　头痛强度表

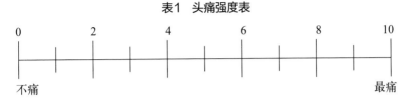

具体计分方法：≤ 2cm 为 1 分；＞ 2cm 而 ≤ 4cm 为 2 分；＞ 4cm 而 ≤ 6cm 为 3 分；＞ 6cm 而 ≤ 8cm 为 4 分；＞ 8cm 而 ≤ 10cm 为 5 分。

（3）头痛持续时间：持续 2 天以上为 6 分，持续 12 小时至 2 天为 4 分，小于 12 小时为 2 分。

（4）头痛伴随症状：伴有恶心、呕吐、畏光、畏声等 3 项或以上为 3 分，2 项为 2 分，1 项为 1 分。

头痛综合计分：上述计分的综合。

头痛程度分级标准：①严重头痛：综合计分在 17 分或以上。②中度头痛：综合计分在 12 分以上。③轻度头痛：综合计分在 7 分以上。

2. 偏头痛中医证候计分

为了客观评价疗效，其中主症头痛评分标准，参照西医偏头痛症状计分标准。

3. 临床疗效评定标准

（1）临床控制：疗程结束时无发作性偏头痛症状，停药后 1 个月不发病。

（2）显效：治疗后偏头痛积分减少 50% 以上。

（3）有效：治疗后偏头痛积分减少 20% ～ 50%。

（4）无效：治疗后偏头痛积分减少 20% 以下。

4. 中医证候疗效判定标准

参照国家中医药管理局 1994 年 6 月颁布的"中医药行业标准"有关头痛病的疗效标准及《常见疾病诊断依据治愈好转标准》。

（1）临床痊愈：中医临床症状、体征消失或基本消失，证候计分减少≥95%。

（2）显效：中医临床症状、体征明显改善，证候计分减少≥70%。

（3）有效：中医临床症状、体征均有好转；证候计分减少≥30%。

（4）无效：中医临床症状、体征均无明显改善，甚至加重；证候计分减少不足30%。

注：计分减少（%）=（疗前总计分－疗后总计分）/治疗前总计分×100%。

总有效率=（临床痊愈+显效+有效）例数/总例数×100%

5. 焦虑自评量表（SAS）比较

焦虑自评量表（SAS）计分比较，采用同组前后对照，异组同期对照模式进行统计学分析。

6. 随访方案

以信件或门诊的形式进行随访，治疗期间治疗14天、30天时各随访1次，停药3个月后再随访1次，随访内容包括偏头痛发作的强度、时间和伴随症状以及体征、焦虑量表评分等情况，并计入病例观察表。

（三）数据采集及处理

入组病例均填写统一病例观察表（CRF）。采用Excel软件建立数据库。统计学采用SPSS 19.0统计分析软件完成。计数资料用卡方检验，计量资料采用均数±标准差进行统计学描述，两组间差异正态数据采用独立样本t检验，非正态数据采用非参数检验。$P<0.05$认为有差异具有统计学意义。

三、研究结果

研究过程中治疗组1例因未能坚持治疗脱落，收集完整资料43例，对照组因依从性不好，无法联系脱落2例，最终收集到42例完整病例资料。

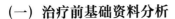

（一）治疗前基础资料分析

1. 两组患者基础情况比较（表2）

本次研究共85例患者，其中治疗组43例，对照组42例。治疗组43例中，男15例，女28例；年龄最小21岁，最大67岁，18～30岁9例，31～50岁23例，51～70岁11例，平均年龄36.87±12.34岁；病程最短7个月，最长13年，平均病程3.98±1.03年；有先兆的偏头痛17例，无先兆的偏头痛26例，每月发作5次以上的为7例，3～4次的为22例，2次为14例。

表2 两组患者年龄、性别、病程、病情等基础情况比较（$\bar{X}\pm S$）

组别	性别		平均年龄 ($\bar{X}\pm S$)	病程（年）($\bar{X}\pm S$)	偏头痛（例）	
	男性	女性			有先兆	无先兆
治疗组	15	28	36.87±12.34	3.98±1.03	17	26
对照组	16	26	37.20±11.59	4.67±0.28	18	24

注：两组患者在年龄、性别、病程、分类及伴随症状等方面经统计学检验，无显著性差异（$P>0.05$），具有可比性。

对照组42例中，男16例，女26例；最小20岁，最大69岁，18～30岁10例，31～50岁20例，51～70岁12例，平均年龄37.20±11.59岁；病程8个月～12年，平均病程4.67±0.28年；有先兆的偏头痛18例，无先兆的偏头痛24例。每月发作5次以上为6例，3～4次为23例，2次为13例。

2. 两组治疗前病情比较

两组治疗前头痛程度、证候及焦虑自评量表（SAS）计分比较，见表3。

表3 两组治疗前头痛程度、证候及焦虑自评量表（SAS）计分比较（分，$\bar{X}\pm S$）

组别	头痛综合计分	证候总计分	SAS计分
治疗组	11.48±1.79	16.03±0.57	60.54±8.02
对照组	12.43±0.57	15.78±1.49	61.16±6.68

注：两组患者头痛综合计分经统计学分析，$t=0.97$，$P>0.05$；焦虑自评量表计分经统计学分析，$t=0.89$，$P>0.05$；焦虑计分经统计学分析，$t=0.93$，$P>0.05$；表明两组患者病情无显著性差异，具有可比性。

（二）两组治疗后疗效比较

1. 治疗 14 天、30 天两组焦虑计分比较（表 4）

表4　治疗后不同时间两组焦虑计分比较（$\bar{X}\pm S$）

组别	治疗前	14天	30天	疗前后差值
治疗组	60.54±8.02	33.67±7.58*	19.39±7.63*	41.35±1.26
对照组	61.16±6.68△	51.54±6.81*△	47.48±1.79*△	13.68±0.81▲

注：△表示治疗前组间比较，△$P>0.05$；*表示治疗组疗后组内前后比较；*$P<0.01$；*△表示对照组疗后组内前后比较，*△$P<0.05$；▲表示两组疗前后差值比较，▲$P<0.01$。

将治疗组治疗 14 天与治疗前、治疗 30 天与治疗 14 天的焦虑计分进行统计比较，P 值均小于 0.01，有显著性差异。可看出治疗组抗焦虑疗效与治疗时间成显著正相关，随着治疗时间延长，抗焦虑效果更明显，比较对照组治疗 14 天与治疗前、治疗 30 天与治疗 14 天焦虑评分有统计学意义，P 值小于 0.05，有显著性差异，说明对照组药物也有缓解焦虑的作用。两组治疗前后焦虑积分减少之差值比较，治疗组要显著高于对照组（$P<0.01$），说明治疗组抗焦虑作用显著优于对照组。

2. 两组治疗前后总疗效比较（表 5）

表5　两组疗效比较（例）

组别	例数	治愈	显效	有效	无效	总有效率
治疗组	43	11	16	9	7	88.37%
对照组	42	5	12	8	17	59.52%*

注：两组患者疗效指数经统计学分析，*$P<0.01$，差异有显著统计学意义，治疗组疗效优于对照组。

3. 治疗前后两组证候疗效比较（表 6）

表6　治疗后两组中医证候疗效比较（例）

组别	例数	治愈	显效	有效	无效	总有效率
治疗组	43	14	16	10	3	93.02%
对照组	42	4	11	8	19	54.76%*

注：两组患者疗效指数经统计学分析，*$P<0.01$，差异有显著统计学意义，治疗组疗效优于对照组。

（三）远期疗效比较

3个月后随访两组患者头痛症状、证候及焦虑变化情况，观察两组患者停药3个月后与治疗后效果比较见表7。

表7 3个月后随访比较（分，$\overline{X} \pm S$）

组别	时间	头痛综合计分	证候总计分	SAS计分
治疗组	治疗后	11.48±1.79	13.83±0.62	60.54±8.02
	治疗后3个月	11.12±0.76*	13.89±1.04*	61.03±5.42*
对照组	治疗后	12.43±1.57	13.64±1.45△	61.16±6.68
	治疗后3个月	13.79±0.37*△	15.07±1.59△	62.07±9.04△

注：*表示治疗组治疗结束3个月后与治疗后比较，*P>0.05；△表示对照组治疗结束3个月后与治疗后证候及SAS计分比较，ΔP>0.05；头痛综合积分比较*ΔP<0.05。

3个月后随访头痛强度综合计分、证候计分及焦虑自评量表积分与治疗结束时比较：治疗组停药3个月后的头痛程度、证候表现及焦虑程度较治疗结束时变化无显著差异，$P > 0.05$，说明治疗组停止治疗3个月后病情无反复。对照组治疗结束3个月后的证候表现及焦虑程度较治疗结束时比较，经统计学处理$P < 0.05$，有显著性差异；头痛程度较治疗结束时比较，$P > 0.05$，无显著性差异，说明对照组停止治疗3个月后，自觉症状及焦虑程度有加重，病情有反复。

（四）安全性分析

两组患者安全性分析见表8。

表8 两组患者安全性分析表（例）

组别	例数	不良反应和不良事件	
		有	无
治疗组	43	0	43
对照组	42	0	42*

注：*P>0.05，两组均无不良反应及不良事件发生，安全性好。

四、讨论

（一）西医对偏头痛的认识

1. 偏头痛的产生机理

偏头痛是一种多因素疾病，具有多种神经系统和非神经系统表现，有普遍性、慢性、反复发作的特点。根据其临床表现有先兆偏头痛（migraine with aura，MA）和无先兆偏头痛（migraine without aura，MO）之分，两者的发生机理在偏头痛发作时相同，其发病机制虽尚无定论，但普遍认为与遗传、血管因素、神经因素等有关，有血管源学说、神经源学说、三叉神经-血管源学说三种。

西比灵胶囊是一种有效的治疗和预防偏头痛的药物，2012年美国神经病学会和美国头痛学会推出的成人发作性偏头痛药物预防指南将钙离子拮抗剂西比灵胶囊（氟桂利嗪）作为偏头痛预防性治疗的一线A级药物，推荐剂量为5～10mg/d。于生元等就氟桂利嗪预防性治疗偏头痛的临床疗效及安全性进行临床观察结果发现，该药临床疗效显著，未见明显不良反应。

2. 情绪因素对偏头痛的影响

偏头痛患者发病时或发病前多伴有情绪波动，如焦虑、失眠、心慌、紧张、易怒，偏头痛表现也是心理因素的一种综合反应，在焦虑、紧张的负面情绪影响下，头痛更加频繁。这也是偏头痛患者反复发作、难以控制的一个重要原因。国际疼痛学会的头痛分类要求记录焦虑、抑郁及其他精神障碍方面与紧张型头痛有关的内容，联合心理的干预调节也被认为是治疗偏头痛的一种有效方法。

已知焦虑情绪与偏头痛关系密切，影响病情的发作和预后。对焦虑程度的判定，我们采用焦虑自评量表。焦虑自评量表（self-rating anxiety scale，SAS）由华裔教授霍顿（Zung）在1971年编制，是分析患者主观情绪症状的一种简便实用的方法，对具有焦虑症状的成年人具有普遍适用性。通过计分对患者焦虑的主观感受进行客观量化，有利于客观评定焦虑程度及疗效判定。国内外研究也认为，SAS 能够较客观地反映患者的焦虑情绪并进行分级量化，指导治疗和疗效判定。

西医治疗偏头痛主要选用血管收缩剂、钙通道阻滞剂、5- 羟色胺受体拮抗剂、止痛剂、镇静剂、抗焦虑及抑郁等药物，这些药物虽有一定的疗效但不良反应较大，在预防治疗过程中常常发生耐受现象，起始治疗效果较好，但患者情绪不稳较易反复，疗效难以持久，停药后头痛较易复发。中医辨证治疗在调节情绪，缓解症状上有一定优势。

（二）段海辰偏头痛痰瘀阻络病机探析

偏头痛属中医"头风""头痛"范畴，头为五脏之精华、六腑之清阳上注之处，为清灵之府。风、寒、热、痰、虚、瘀邪气入侵，肝、脾、肾等功能失调皆可引起头痛，一般将头痛病因分为外感或内伤两类，外感邪气，上犯颠顶，阻滞清阳，多由风夹寒、湿、热所致；内伤或因饮食不节，或因情志不遂，或体虚久病，致脑络不通，脑脉失养引起头痛，内伤证型一般有肝火上扰、肝阳上亢、痰浊上蒙、痰瘀阻络、气血亏虚、肝肾不足及腑实内结等。

段海辰根据自己多年临床经验认为，虽风、寒、热、痰、虚、瘀都可为致病因素，但多为风火夹痰，痰瘀与风火相携，痰瘀阻络致偏头痛。病机主要为风邪致病，可以由外风所致，也可因内风引起。偏头痛患者病情多虚实夹杂，其起病迅速，忽作忽止，也类似风善行数变的特征。外风多有受寒淋雨或天热当风，外邪客于经筋，痰血郁阻，气血凝滞，脑络不通，内风或因情志不遂，肝气郁滞，或因肾精不足，或因体虚痰湿。治疗以祛风为主，配合理气化痰通络等法治疗偏头痛效果显著。组方药物主要有羌活、当归、川芎、白芷、细辛、全蝎、白僵蚕、荷叶、黄芩、石菖蒲、白蒺藜等。全方以羌活为君，发表祛风、散寒除湿，通治内外风寒湿邪气，辛散通利一身之气血；臣以细辛辛散温通，助其祛风解表；川芎活血行血，祛风化瘀通络；配合当归治疗偏头痛，活血养血，祛风止痛；以白芷为使引，药力以达颠顶；白蒺藜入肝，降肝逆、散肝郁、泻肝火，与当归配伍，补血活血，使补而不滞；白僵蚕功专祛风解痉，化痰散结，用于风痰阻络；全蝎活血搜风通络，可搜剔久羁经络之风邪，祛日久之顽疾，推陈出新；荷叶轻清升散，配苦寒黄芩，制约细辛、白芷、羌活之辛温，黄芩与荷叶相合，伍于化痰通络药物之中，可透郁热外出。羌活、细辛祛外风，白僵蚕化痰风，白蒺藜平肝风，全蝎搜风通络，祛久羁于经络之风邪。全方配伍严谨，升散温通，内外兼治，表里同祛，寒温并用，对因外风受凉、当风淋雨，或因情绪不畅，郁火阳亢动风，或因饮食不节，痰热动风，或寒邪，或热邪，或新感，或旧疾所致的痰瘀阻络型头痛，均能起到很好的治疗作用。

（三）研究结果总结

本研究选取祛风化痰通络中药与西比灵胶囊进行对照，对比观察祛风化痰通络中药对偏头痛的疗效及对患者情绪的调节作用。

该临床研究共收集偏头痛患者 85 例，治疗组 43 例，对照组42 例。比较两组治疗前后不同时段的头痛强度、头痛持续时间、证候积分、焦虑积分等，都有不同程度的降低，且都与用药持续时间成正相关，这与西比灵胶囊用于偏头痛的预防性治疗作用相一致。在缓解中医证候方面：治疗组疗效与时间成显著正相关，而对照组在用药 14～30 天后也有疗效，但没有对照组明显。

在抗焦虑方面：治疗组抗焦虑疗效与治疗时间成显著正相关，随着治疗时间延长，抗焦虑效果更明显；对照组用药前后不同时段比较，差异亦有统计学意义，但不显著，说明对照组药物也有缓解焦虑的作用，但总体不如治疗组明显。焦虑作为偏头痛的一个伴随症状和诱发因素，与偏头痛的发作及自觉疼痛程度有密切关系，情绪不稳、焦虑急躁极易加重疼痛感受，疼痛又易引起患者情绪波动。经对比研究证实，祛风化痰通络药物在减轻疼痛的同时可以缓解焦虑情绪，二者相互影响，更有利于患者病情向痊愈方向发展。

治疗结束 3 个月后，随访记录两组主要症状、证候及焦虑计分与治疗结束时对比，对照组证候及焦虑计分较前有增加，治疗组较前无变化，说明对照组在停药 3 个月后病情有反复，中药治疗组的远期疗效显著。

第六节　段海辰治疗郁证经验

为研究总结全国名中医段海辰治疗郁证的用药经验，探究其学术思想，以利于更好地继承与发扬，收集整理段海辰门诊资料完整、诊断明确的处方 296 例，利用 Microsoft Office Excel 软件建立数据库，采用频数分析法统计出高频药物，对这些高频药物进行功效、归经分类统计，总结其规律，挖掘其治疗郁证的学术思想。结果发现，频数在 50 次以上的 19 味药物中，健脾化湿理气药所占的比例最高，其次是疏肝、柔肝、清肝的药物，再次是活血化瘀药物；归经分析以脾、肺、肝经药最多；药物组合基础以二陈汤加减为主。对于郁证的治疗，段海辰以化痰湿为主，辅以健脾、疏肝、理气、祛瘀等方法治疗郁证。重视痰湿致病，治疗以化痰湿为主，是段海辰治疗郁证的主要学术思想及用药经验。

运用数据分析技术对名老中医的处方进行研究，是名老中医学术思想和临床经验传承的重要方法和思路。通过对段海辰治疗郁证的常用处方进行回顾汇总，并将数据录入数据库进行分析，寻找段海辰处方用药规律，总结展现段海辰治疗郁证的用药规律和诊疗特点。

一、资料与方法

1. 纳入标准

①段海辰门诊就诊患者；②选择首诊处方资料完整、诊断明确者；③未同时接受西药、中成药及其他药治疗者。

2. 排除标准

①处方资料不完整者；②同时进行其他药物治疗者。

3. 研究对象

研究病例为 2016 年 2 月至 2018 年 8 月在河南中医药大学第一附属医院国医堂段海辰门诊初次就诊且符合标准的患者 296 例。其中男性 139 例，年龄 15 ～ 87 岁，平均 46.54 岁；女性 157 例，年龄 16 ～ 85 岁，平均 43.67 岁。

二、处方数据库建立

利用 Microsoft Office Excel 软件，将符合标准的患者情况如性别、年龄、病种、处方药物等录入，建立数据库基本结构，采用频数分析法进行统计分析。

三、结果

1. 段海辰在内科病治疗中的常用药物情况

296 张处方共涉及中药品种 92 味，通过频次统计，得到段海辰处方中使用频次在 50 次以上的药物 19 种，见表 9。

表9　段海辰处方中使用频数在50次以上的药物

序号	药物	性味归经	频数（次）	频率（%）
1	白术	甘、苦，温，归脾、胃经	171	57.78
2	陈皮	辛、苦，温，归脾、胃、肺经	150	50.68
3	当归	甘、淡，平，归脾、肾、心经	148	50.00
4	茯苓	甘、淡，平，归脾、胃、心经	137	46.28
5	半夏	辛，温，归脾、胃、肺经	125	42.23
6	柴胡	苦、辛，寒，归脾、肺经	112	37.84
7	栀子	苦，寒，归肺、胃、胆、大肠、膀胱经	108	36.49
8	白芍	甘、酸，微寒，归肝、心、脾经	97	32.78
9	黄芩	苦，寒，归肺、胃、胆、大肠、膀胱经	90	30.52
10	川芎	苦，微寒，归心、肝经	89	30.07
11	丹参	酸，微温，归肝、肾经	78	26.48
12	山萸肉	甘，寒，归肺、胃经	66	26.35
13	石菖蒲	辛、苦，温，归脾、心、胃经	65	21.96
14	郁金	辛、苦，温，归脾、胃、肝、肾经	64	21.62
15	苍术	苦、辛，温，归脾、肝、脾经	63	21.28
16	竹茹	甘，寒，归肺、胃、胆经	60	20.27
17	赤芍	辛、苦，寒，归脾、胃、大肠经	58	19.49
18	枳实	辛、甘，寒，归肺、肝经	56	18.92
19	胆南星	辛、苦，寒，归肝、脾、肾经	54	18.24

2.高频药物功效分类统计分析（表10）

表10　频数在50次以上高频药物功效分类

功效	药物
化痰去湿	陈皮、半夏、白术、茯苓、苍术
疏肝理气	柴胡、郁金、枳实
清肝柔肝	白芍、栀子、黄芩
活血化瘀	当归、丹参、川芎、赤芍

四、讨论

中医运用四诊辨证，以经验论治，主观性较强。名老中医经验丰富，信息量大，难以客观条理化。数据挖掘则是将名老中医的医案中记载的大量不完全的、模糊的、随机的数据，如诊疗思路和用药等，以数据的形式进行标准化的处理、整合，得出高频率的可信的数据，发现潜在的辨证和用药规律，应用于临床，推动中医药学术的传承和规范化发展。常用的有频数分析法、*logistic* 回归分析法、聚类分析法、关联规则等。

频数分析法是将中医医案中的某一症状和证型或药物等某一因子出现的次数进行统计总结，简单易懂，操作简便，适用性广。本研究运用数据挖掘技术中的频数分析法对段海辰门诊治疗郁证的常用处方用药进行频次统计，得出高频药物，通过对高频药物归经、功效的分类分析，探求段海辰治疗郁证处方用药规律，进一步总结其治疗郁证的学术思想及诊疗特点。

经过对段海辰门诊常用的 296 张处方用药进行频次统计发现：在单味药的应用中，段海辰常用的频数在 50 次以上的 19 味药物中，除了炙甘草，健脾化湿理气药所占的比例最高；第二类用的频次较多的是疏肝、柔肝、清肝的药物，如柴胡、栀子、白芍、黄芩；第三类是活血化瘀的当归、丹参、川芎、赤芍等。

高频药物中用得最多的是具有健脾化痰祛湿功效的白术、陈皮、茯苓、半夏。其中，白术的应用频次最多。白术味甘、苦，性温，归脾、胃经，具有健脾化湿的作用。李东垣的《脾胃论》指出"内伤脾胃，百病由生"，脾喜燥而恶湿，利用燥湿化痰以达健脾目的，白术健脾益气，燥湿利尿，为补脾要药，《本草通玄》称其"补脾胃之药……土旺则能胜湿，故患痰饮者、肿满者、湿痹者，皆赖之也。土旺则清气善升，而精微上奉，浊气善降，而糟粕下输，故吐泻者，不可缺也"。白术在段海辰的组方用药中出现的频次最高，可见他重视调理脾胃、健脾化痰。其余三味药是祛湿化痰的二陈汤的主要组成部分。二陈汤具有燥湿化痰、理气和中的作用，由半夏、陈皮、茯苓、生姜、甘草、乌梅组成，为化痰湿的基础方。其中，半夏辛温性燥，既能燥湿化痰，又和胃降逆；陈皮理气燥湿行滞；茯苓健脾燥湿，《药品化义》谓"最为利水，书曰健脾，即水去而脾自健之谓也"。《世补斋医书》言："茯苓一味，为治痰主药。痰之本，水也，茯苓可以行水；痰之动，湿也，茯苓等又可以行湿。"三味药皆归经于脾、胃、肺经。脾为生痰之源，肺为贮痰之器，三者从痰湿生成方面健脾燥湿、化痰治痰。

据此可见，段海辰在治疗郁证时重视健脾燥湿祛湿，其遣方用药多在二陈汤的基础上加减辨证。其次还有使用频次较多的枳实、胆南星，加上这两味药就是导痰汤。除此之外，二陈汤与应用频次较多的柴胡、枳实、竹茹、黄芩联合组成的柴芩温胆汤，也是段海辰在临床上经常用到的。该方从脾虚生痰、痰热扰心、气滞痰阻的角度应用健脾、清热、行气药物治痰，充分体现了段海辰治疗郁证多从痰着手的学术思想。

第二类用的频次较多的是疏肝、柔肝、清肝的药物，如柴胡、栀子、白芍、黄芩。该类患者易由情绪因素诱发，多见情绪低落、急躁等，或由肝郁气滞化火导致的夜不能寐、失眠多梦、心烦急躁等。柴胡、栀子、白芍、黄芩等这类药物有疏肝、柔肝、养肝、清肝的作用。柴胡，味苦、辛，性微寒，归肝、胆经，辛行苦泄，微寒退热，性善条达肝气，疏散表邪和少阳半表半里之邪，善于治疗肝郁气滞之胸胁、少腹胀痛，情志抑郁。栀子味苦性寒，归肺、胃、胆、大肠、膀胱经，善泻心火以治失眠、心烦，入膀胱经泄膀胱湿热。白芍，味苦、酸，性微寒，归肝、脾经，能收敛肝阴以养血柔肝，平抑肝阳，治疗肝脾不和之胸胁脘腹疼痛，以及肝阳上亢之头痛眩晕。黄芩味苦，性寒，归肺、胃、胆、大肠、膀胱经，清上焦肺胃热邪。该类药物多与化痰药物合用，治疗郁证有肝郁化火或胆郁痰扰之心烦不宁、失眠多梦、口苦、癫狂等症。

第三类就是活血化瘀的当归、丹参、川芎、赤芍等，这类药物在段海辰的处方中出现的频次也较多。研究已经证实，血瘀作为一种病理现象，可出现在郁证患者中。气滞可引起血瘀，久病亦多瘀。段海辰在治疗郁证时应用化瘀药物，多配伍疏肝之柴胡，清热之栀子、黄芩等治疗气滞血瘀，痰瘀阻络，或痰热瘀阻等病证。

从高频药物归经分析来看，段海辰临床应用较多的药物以脾、肺、肝三经药最多，脾、肺、肝均与郁证的生成转化密切相关。肝主疏泄，条达气机，肺主宣发升降，肝、肺功能失调，气机升降失和，失于条达。郁证多以情志郁滞为患，气机郁滞失于条达，易致痰阻血瘀，病情加重，缠绵难愈。通过药物组合可看出，段海辰以柴芩温胆汤为基础方加减治疗郁证。重视痰湿为患，或理气，或祛瘀，是段海辰治疗郁证的主要学术思想。

第七节　段海辰治疗慢性疲劳综合征经验

慢性疲劳综合征也称为亚健康状态，是国内近年发病率较高的一种疾病。本病最早由美国疾病控制中心提出，临床见疲劳持续 6 个月以上，伴低热或自觉发热、咽喉痛、肌肉关节酸

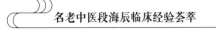

痛、头痛、失眠及神经精神症状等非特异性表现。近年发病者数量增多，西医的治疗仅对症处理，严重者给予抗抑郁药，疗效有限。

一、古代医家对慢性疲劳综合征的认识

慢性疲劳综合征的症状表现类似于中医"虚劳""四肢疲倦""懈惰""懈怠""四肢酸痛""四肢劳倦""百合病"等的描述。张仲景在《金匮要略》中论述百合病："意欲食复不能食，常默默，欲卧不能卧，欲行不能行，饮食或有美时，或有不用闻食臭时，如寒无寒，如热无热，口苦，小便赤。"郁证的心烦易怒、情绪低落、倦态懒言等症状也与慢性疲劳综合征有相似之处。普遍认为这些症状和疾病的发病机制与脏腑受累、气血阴阳功能失调有关，病机以虚证为主。《景岳全书》指出："凡虚损不愈，则日甚成劳矣。"隋代巢元方在《诸病源候论》中提出"五劳"（肺劳、肝劳、心劳、脾劳、肾劳）、"六极"（气极、血极、筋极、骨极、肌极、精极）、"七伤"（大饱伤脾，大怒气逆伤肝，强力举重、久坐湿地伤肾，形寒寒饮伤肺，忧愁思虑伤心，风雨寒暑伤形，大恐惧不节伤志），指出脏腑气血津液亏虚、外邪、情志、饮食失宜皆可致劳损。总的可概括为劳力、劳神、房劳三个方面。随着现代人生活环境、生活方式的改变，工作节奏加快、心理压力加大、夜生活过多、劳逸失宜、房劳过度等，慢性疲劳综合征的发病率日趋增高。

二、段海辰对慢性疲劳综合征的治疗

段海辰认为，慢性疲劳综合征的发病与心、肝、肾功能失调有关。《类经》说："心者，君主之官，神明出焉。心为一身之君主，禀虚灵而含造化，具一理以应万机，脏腑百骸，唯所是命，聪明智慧，莫不由之，故口神出焉。"心主神明，劳神过度，耗

伤心血，则精神恍惚、注意力不集中、失眠、健忘、精神疲惫。《医家四要》指出："曲运神机则劳心……色欲过度则劳肾。"房劳过度，损伤肾精，"肾者，作强之官，技巧出焉"。《中西汇通医经精义》言："盖髓者，肾精所生，精足则髓足，髓在骨内，髓足则骨强，所以能作强，而才力过人也……精足神强，自多技巧，髓不足者力不强，精不足者智不多。"指出肾在体力、精力上的重要作用，肾精充足，则体健志坚，身体行动灵活，思维反应灵敏。《灵枢》说："髓海不足，则脑转耳鸣，胫酸眩冒，目无所见，懈怠安卧。"肾精不足，脑髓不充，可导致耳鸣、头晕目眩、腰酸膝软、四肢无力、头晕健忘等。"肝者，罢极之本"，明代吴崑注："动作劳甚，谓之罢极。肝主筋，筋主运动，故为罢极之本。"肝在体为筋，肝调，则筋脉得养，躯体强健有力。肝主情志，在志为怒，肝气不舒，横逆犯脾，则见脘腹满闷、嗳气、食欲不振等；肝郁化火则烦躁易怒。五脏生克制化，一脏虚损常累及他脏，而见全身症状，段海辰认为慢性疲劳综合征的症状表现虽涉及五脏六腑，但本在心、肝、肾，肾精亏虚，疏泄失当，致浊邪留滞不去而成痰瘀，因虚致实。

综上所述，段海辰认为饮食生活不规律、过度劳累、精神刺激、心理压力等因素导致心、肝、肾三脏功能受损，痰浊、瘀血内阻，出现一系列的疲劳症状。病机为心、肝、肾亏虚，痰瘀阻滞。

段海辰针对慢性疲劳综合征病机为心、肝、肾亏虚、痰瘀阻滞的特点，治疗以调补心、肝、肾为原则，以益气养阴、化痰祛瘀、培补正元为法，用生脉饮合六味地黄汤加黄精、淫羊藿、续断、当归、丹参等药物进行治疗。

三、典型案例

患者于某，女，31 岁，2014 年 8 月 25 日初诊。

主诉：疲乏无力半年余。

现病史：半年前因工作紧张劳累感乏力，情绪低落，双下肢酸困，咽部隐痛不适，舌质淡，苔薄白，脉沉细缓。既往体健。无过敏史。

实验室检查：血常规正常。

西医诊断：慢性疲劳综合征。

中医诊断：虚劳。

证候诊断：肝肾亏虚。

治法：滋补肝肾，益气养阴。

处方：六味地黄汤合生脉饮加减。

熟地黄 15g	山药 15g	山萸肉 15g
牡丹皮 15g	泽泻 15g	茯苓 15g
黄精 15g	淫羊藿 15g	当归 15g
太子参 15g	麦冬 15g	五味子 15g
炙甘草 6g		

7 剂，水煎服。

二诊 2014 年 9 月 1 日：服上药 7 剂后，疲乏无力略有好转，仍感双下肢酸困无力，夜间尤其，舌质淡红，苔薄白，脉沉细。

继予上方加川续断 15g，仙鹤草 20g。继服 7 剂。

三诊 2014 年 9 月 8 日：服药后精神好转，双下肢酸困乏力减轻，咽干涩不适消失，食欲好转，守方 7 剂巩固。1 个月后随访无不适。

按：六味地黄丸组药三补三泻，滋阴养肝补肾，以补肾为主，寓泻于补，补不碍邪，泻不伤正，为后世医家滋补肾阴的经典方。现代药理研究表明，六味地黄丸具有明显增强免疫、抗衰老、抗疲劳、抗低温、耐缺氧、降脂、保肝、降糖、改善肾功能、促进新陈代谢等作用，对高血压病、糖尿病、肾病等的治疗都有良好的作用。生脉饮益气养阴，其中人参大补元气，五味子、麦冬养心阴。现代研究证实，生脉饮有改善内分泌功能，提高免疫力，促进造血，改善心血管功能，降低血糖，促进核酸和蛋白质合成，有抗肿瘤、抗衰老、抗氧化和抗应激作用。两方相合，加温补肾阳、强筋壮骨之黄精、淫羊藿，共同达到培元补虚、调补肝肾、消除疲劳的目的。

紧张的工作节奏，竞争激烈的环境，较大的心理压力，是慢性疲劳综合征发生和加重的重要原因，因而合理的作息、适度的放松、劳逸结合在慢性疲劳综合征的治疗中也有十分重要的作用。在药物治疗、起居作息调节的同时，段海辰注重对患者进行心理调节，鼓励患者放弃悲观消极思想，树立战胜疾病的信心，适当参加锻炼，有助于恢复健康。

第八节　段海辰治疗不宁腿综合征经验

不宁腿综合征又称不安腿综合征，常见于中老年患者，常表现为夜间双下肢有极度的不适感，患者不停地捶打或活动才感觉舒适，严重者可导致整夜无法入睡。目前，西医对其病理机制尚不完全清楚，多数意见认为可能跟多巴胺系统异常或铁离子的代谢异常有关。应用多巴胺受体激动剂如普拉克索、罗匹尼罗等对症状较轻者可有一定疗效。但此类药物会出现恶心、嗜睡、头痛、头晕、低血压、水肿等不良反应，患者难以忍受；又因为双下肢莫名难受，整夜不能入睡而十分痛苦，患者甚至恐惧夜晚到来，生活质量受到严重影响。段海辰采用中药治疗不宁腿综合征收到了很好的疗效。

一、古人对不宁腿综合征的认识

中医中无不宁腿综合征的病名，根据其症状将其归入"痹证"范畴。明代薛己的《内科摘要》中有"夜间少寐，足内酸

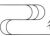

热，若再良久不寐，腿内亦然，且兼腿内筋似有抽缩意，致两腿左右频移，辗转不安，必至倦极方寐"的描述，与不宁腿综合征的症状极为相似。

二、段海辰对不宁腿综合征的治疗

不宁腿综合征多见于中老年患者，由长途行走、涉水冒雨、气候剧变、冷热错杂等所致。段海辰认为，不宁腿综合征的产生与肝肾阴虚、湿热下注有关。中老年患者多肝肾亏虚，肝藏血主筋，《素问》言："人卧血归于肝……足受血而能步，掌受血而能握。"若肝血不足、筋脉失养，出现肢体酸麻沉胀，肝肾同源，肝血虚必致肾阴虚，筋骨无力，加之涉水冒雨或气候剧变致寒湿邪气乘虚而入，客于皮肤肌腠、经脉，致筋脉失养，肌肉、关节、经络瘀阻而发病，出现肢体烦扰不宁，莫名难忍。湿为阴邪，黏腻重浊，湿郁热蒸，痰瘀交阻，如油入面，胶着难解，缠绵难愈，入夜尤甚。

段海辰认为，本病的内因为肝、脾、肾虚衰，筋肉失养；外因为寒湿外邪侵于经脉，郁滞化热，生痰成瘀而发病。病本在肝肾虚衰，标在湿、热、痰、瘀，为本虚标实之证。辨证治疗用芍药甘草汤合四妙丸加减以滋补肝肾，清热燥湿，化痰通痹，具有较好效果。

三、典型案例

刘某，男，57岁，2015年3月10日初诊。

主诉：双下肢夜间酸困3年余。

现病史：近3年，双下肢夜间酸困，严重时，整夜活动不能入睡，站起活动或捶打方能忍受。曾服用"赛乐特"症状稍有减轻，但晨起感恶心、口干、头晕，因不能耐受"赛乐特"的不良反应而停用。诊舌质红，苔薄白，脉沉弦。既往体健。无过敏史。

实验室检查：双下肢血管超声检查无异常。

西医诊断：不宁腿综合征。

中医诊断：肌痹。

证候诊断：肝肾亏虚，湿热下注。

治法：清利湿热，补益肝肾。

方药：芍药甘草汤合四妙丸加减。

苍术 10g	黄柏 6g	当归 20g
秦艽 15g	白芍 20g	川牛膝 15g
续断 15g	钩藤 20g	薏苡仁 30g
葛根 20g	木瓜 10g	地龙 10g
银花藤 20g	炙甘草 3g	

7 剂，水煎服，日 1 剂，分两次服。

二诊 2015 年 3 月 17 日：服药 7 剂后，双下肢肌肉拘挛、强硬、酸痛症状夜间减轻，能入睡，但仍需揉按、捶打方觉舒服。继予上方 5 剂。随访，症状消失。

按： 芍药甘草汤方中芍药酸苦微寒，炙甘草甘温，二药有酸甘化阴、养血滋阴、平肝柔肝之功。"肝苦急，急食甘以缓之，酸以泻之。"芍药甘草汤可缓急止痛。四妙丸出自《成方便读》，由苍术、黄柏、牛膝、薏苡仁等组成，具有清热燥湿、祛风通痹化痰的功效。方中苍术辛苦温，辛能发散祛风，苦温能燥湿；黄柏苦寒，寒以清热，苦能燥湿；薏苡仁甘淡，利湿健脾除痹；牛膝酸平，活血化瘀，引药下行。四药合用，可利湿化瘀，补益肝肾，利关节。本案例加葛根柔筋解肌，加当归、地龙化瘀通经活络，从而可有效缓解腿部困、麻、酸、胀等不适症状。

第九节　段海辰治疗头痛经验

头痛临床较常见，该病因气候寒热失宜、过劳、经期、饮食、情绪等易诱发或加重，西医对其发病机制尚未完全阐明，多认为与遗传、神经调节、内分泌代谢和精神因素有关，中医对其早有认识。

一、古人对头痛的认识

本病多属"头风""头痛"范围，风、寒、湿、热、瘀、痰皆可成为病因。历代医家对头痛的证治提出了不同见解。《素问》言："真头痛，头痛甚，脑尽痛，手足寒至节，死不治。"明代孙一奎在《赤水玄珠》中说："头为诸阳之首，至清至高之处也。苟外无风寒雾露之触，内无痰火湿热之薰，必无痛也。"东汉张仲景的《伤寒杂病论》中有六经辨证治头痛，论及太阳、厥阴、阳明、少阳病可致头痛，并列举了头痛的不同治法方药。朱丹溪的《丹溪心法》中载有气滞头痛和痰厥头痛，并提出了治疗头痛引经药的应用。王清任的《医林改错》中论及血府逐瘀汤治头痛。

二、段海辰对头痛治疗

头痛的发作与外感、内伤皆有关系。段海辰从头痛发作诱因分析，认为头痛发作，或因外邪阻络，或因肝、脾、肾功能失调，痰瘀蒙蔽清阳所致。六淫外邪均可伤及头。风为百病之长，易夹邪循经上扰，蒙蔽清阳，致气血不通，不通则痛。"其痛作止不常，愈后遇触复发也"，遇寒、遇热或涉水淋雨皆可诱发，作止不常，时作时止，亦如风行之善行而数变。不良情志也可诱发头痛，抑郁、恼怒可致肝郁化火，肝阳上亢，肝风内动；肝郁气滞，津停为痰，血停为瘀，肝风夹痰瘀上蒙清窍，或体虚肥胖，过食肥甘，痰湿化火动风，痰蒙清窍，均可致头痛。无论是外感邪气，肝郁气滞，还是脾虚湿盛，日久皆可致痰瘀阻络，阻滞清阳致头痛。

基于段海辰对头痛的病因病机的认识，治疗以祛风化痰、祛瘀通络为法。风邪去，寒、湿、热无所依附，余邪亦自去。头痛患者多病程较久，迁延多年不愈，反复发作，久病多痰多瘀，无论有无内伤，化痰祛瘀必不可少。因而组方以祛风化痰祛瘀为主，兼顾理气升清阳散郁热。

三、典型案例

患者郑某，男，33 岁，2014 年 2 月 16 日初诊。

主诉：发作性右侧头前额及颞部闷痛 3 年余，加重 1 周。

现病史：3 年前因劳累汗出受风出现右侧颞部及前额闷痛，后时有反复，1 周前遇寒或劳累后加重，舌质淡，苔白，脉弦滑。既往体健。无过敏史。实验室检查：头颅 CT 正常。

西医诊断：血管神经性头痛。

中医诊断：头痛。

证候诊断：风寒上扰，痰瘀阻络。

治法：疏风散寒，化痰通络止痛。

方药：

川芎 15g	黄芩 6g	白芷 15g
细辛 3g	白僵蚕 10g	羌活 20g
蜈蚣 3 条	当归 15g	升麻 15g
荷叶 15g	桑叶 10g	葛根 15g
炙甘草 6g		

5 剂，水煎服。

二诊 2014 年 2 月 21 日：服上药 5 剂后，头痛减轻，受寒后仍感头痛，舌质红，苔白，脉弦滑。继予上方 7 剂。服药后，患者头痛消失，随访半年无复发。

按：该患者因劳累汗出受风，风寒外邪阻络，日久痰、热、瘀蒙蔽清阳。药用白芷、细辛、羌活、白僵蚕辛温祛风，化痰通络；荷叶、升麻、桑叶轻清升散，解肝郁，清郁热，升胃阳，以清化中焦痰浊；黄芩性苦寒，防辛散太过；葛根升阳解表，引药力以达颠顶；当归、川芎、蜈蚣活血搜风通络。全方轻灵清透，祛邪以扶正，谨护"首阳之会"，无论外感、内伤，无论病在肝、脾、肾何脏，均可达到治疗目的。